Glück und Erfolg leicht gemacht

JEDER kann erfolgreich sein!

Herstellung und Verlag:
BoD – Books on Demand, Norderstedt
ISBN 978-3-7392-2134-2

Inhaltsverzeichnis

Inhaltsverzeichnis 1

Kapitel 1 9

Sie entscheiden wer Sie sind und wer Sie sein wollen – Die Entwicklung Ihrer Persönlichkeit 9

Kapitel 2 15

Was bin ich? - Welcher Typ Mensch sind Sie? 15

Kapitel 3 22

Entwickeln Sie Selbstvertrauen! - Sie Sind in Ordnung, so wie Sie sind! 22

Kapitel 4 31

Schaffen Sie ein Meisterwerk - Entwickeln Sie Ihren individuellen Stil und seien Sie selbstbewusst 31

Kapitel 5 38

Ergreifen Sie Ihre Chance! – Bietet sich Ihnen keine, erschaffen Sie welche! 38

Kapitel 6 46

Auf Sieg spielen – Risiken minimieren durch Risikomanagement 46

Kapitel 7 52

Spielen Sie Ihre Rolle - Die Bedeutung des zwischenmenschlichen Status 52

Kapitel 8 59

Die Entdeckung Ihrer Motivation – Finden Sie die für Sie richtigen Ziele! 59

Kapitel 9 67

Sie sind bereits erfolgreich! – Der Zusammenhang von Ursache und Wirkung 67

Kapitel 10 71

Effektivität und Effizienz – Tun Sie die richtigen Dinge richtig! 71

Kapitel 11 77

Machen Sie es nicht zu kompliziert! – Machen Sie die einfachen Dinge einfach gut! 77

Kapitel 12 83

Haben Sie Spaß an dem was Sie tun! – Ihr Beruf als Hobby, Ihr Hobby als Beruf 83

Kapitel 13 87

Werden Sie Experte auf Ihrem Gebiet – Tun Sie Gutes und reden Sie darüber 87

Kapitel 14..92

Seien Sie ein Leader – Führen Sie, oder Sie werden geführt! .92

Kapitel 15..100

Akzeptieren Sie Hierarchien – Spielen Sie mit den Großen..100

Kapitel 16..106

Mens sana in corpore sano – Halten Sie sich gesund! 106

Kapitel 17..111

Die Suche nach Zeitinseln – Die Wichtigkeit von
Rückzugsmöglichkeiten 111

Kapitel 18..117

Achten Sie auf Ihre Finanzen! – Schaffen Sie sich Ihre
persönliche Freiheit..117

Kapitel 19..124

Widerstehen Sie der Gier! – Halten Sie sich jede Versuchung
vom Hals 124

Kapitel 20..129

Führen Sie ein Leben mit Begeisterung – Entdecken Sie das
Wunder der Erfüllung!..129

Kapitel 21..134

Geben ist seliger denn nehmen – Teilen Sie mit anderen....134

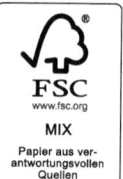

Kapitel 22..138

Ehrlich währt am längsten – Anstand versus Abstand 138

Kapitel 23..143

Mitmenschen einbeziehen – Nehmen Sie Ihre Liebsten mit auf die Reise, sonst reisen Sie allein!..........................143

Kapitel 24..148

Lernen, lernen, lernen - Erweitern Sie Ihren Horizont!........148

Kapitel 25..152

Das Gleichgewicht halten – Bringen Sie Ihre Lebensbereiche in Einklang 152

Kapitel 26..158

Genießen Sie Ihre Erfolge – Schalten Sie auch mal ab!........158

Nachwort...162

Über den Autor...174

Danksagungen 175

Vorwort

Nie war es so leicht und gleichzeitig so schwer erfolgreich zu sein wie heute. Leicht vor allem deshalb, weil uns heute alle Möglichkeiten offen stehen, unseres Glückes eigener Schmied zu sein. Unsere Gesellschaft ist derart breit aufgestellt, dass ein jeder Mensch hierin seine Nische finden kann, in der er es zur Meisterschaft bringen kann.

Aber eben diese wunderbare Gesellschaft hat auch unter Umständen eine unangenehme Kehrseite. Dies ist nämlich dann der Fall, wenn sie gnadenlos auf Leistung ausgerichtet ist und zu viele -und dann meist zu viele hohe- Erwartungen in die Menschen, die in ihr leben, setzt. Durch Ihre Vielfalt und die unendlich vielen Nischen, die sie bietet, vermag eine Gesellschaft ihre Teilnehmer nicht nur zu beflügeln. Leider kann eine zu große Auswahl die Mitglieder verwirren. Diese Verwirrung führt dann dazu, dass Menschen sich für falsche Lebensaufgaben, Berufe und so fort entscheiden. Hier kann der Einzelne nicht aufgehen und sich behaupten, zwingt sich jedoch durch den Leistungsdruck dazu, bei der Stange zu bleiben, und wird schließlich unzufrieden, unglücklich, sogar krank.

Mit diesem Buch möchte ich die Konzentration der Gesellschaft -und vor allem die des Lesers- auf das Wesentliche zurückholen:

Den Menschen.

Wir alle sind individuelle Persönlichkeiten. Als solche sind wir es wert, dass wir unsere eigenen Wünsche äußern dürfen. Wir haben das Recht dazu, anders zu sein. In einer bunten Gesellschaft haben wir sogar die Pflicht, das Beste aus uns herauszuholen.

Denn nur wenn wir als Individuum unserer Bestimmung folgen und hervorragend sein können, können wir unsere Gesellschaft insgesamt voranbringen.

Dabei müssen wir keine Wunder vollbringen. Ich bin überzeugt davon, dass das Wunder in jedem von uns bereits steckt und nur noch ausgelebt werden muss. Wenn ich Geschichten höre von Menschen, die es vom Tellerwäscher zum Millionär gebracht haben, dann weiß ich: Der Millionär steckte bereits drin und hat nur darauf gewartet, befreit zu werden.

Ich wünsche Ihnen von ganzem Herzen, dass Sie die Persönlichkeit sein werden, die Sie sein wollen! Ich hoffe, dass Sie sich selbst befreien und so das größtmögliche Glück erfahren mögen. Denn –auch davon bin ich überzeugt- wenn Sie glücklich sind, vermögen Sie die Welt um Sie herum ebenfalls glücklich zu machen.

Ich hoffe, Ihnen mit diesem kleinen Buch einige Impulse mitgeben zu können, damit Sie alle Ihre Ziele erreichen und zum Wohle der Gesellschaft beitragen können. Einer meiner größten Wünsche, den ich mir erfüllt habe, war ein Buch wie dieses zu verfassen. Das Schreiben hat mir sehr viel Spaß gemacht. Ich würde mich daher besonders freuen, wenn Sie bei der Lektüre ebenso viel Freude hätten.

Ich wünsche Ihnen viel Spaß bei der Entwicklung Ihrer Persönlichkeit und Ihrer individuellen Fähigkeiten.

Herzliche Grüße

Ihr Sven Pietas

Kapitel 1

Sie entscheiden wer Sie sind und wer Sie sein wollen – Die Entwicklung Ihrer Persönlichkeit

„Wer keine üblen Gewohnheiten hat, hat wahrscheinlich keine Persönlichkeit."

William Faulkner (1897-1962)

Einer der wichtigsten Faktoren, der über Ihren Erfolg mitentscheidet, ist Ihre eigene Persönlichkeit. Da ich Sie nicht persönlich kenne, macht es keinen Sinn, Ihnen allgemeingültige Ratschläge oder Plattitüden an die Hand zu geben. Jeder Mensch ist für sich genommen einzigartig und auf seine ganz eigene Art und Weise liebenswürdig. Leider ist es nicht so, dass uns allen die Umsetzung bestimmter Ratschläge gleich leicht- oder schwerfällt. Es gibt zwar allgemeingültige Regeln, die für alle gelten. Letztlich ist es aber auch wesentlich von Ihrer Persönlichkeit und Ihrer individuellen Einstellung abhängig, ob die Befolgung dieser Regeln leicht oder schwierig ist[1]. Jeder Mensch ist anders und

---

[1] Die besagten Regeln werden oftmals als „leicht" bezeichnet. Für mich waren sie, als ich das erste Mal von ihnen erfahren habe, logisch und nachvollziehbar. Die Umsetzung wiederum erfordert -je nach Persönlichkeit- mehr oder weniger Arbeit. Für mich war es alles andere als leicht, das kann ich Ihnen versichern! Es

soll es auch bitteschön bleiben. Es ist nicht erforderlich, als soundsovielte anzugtragende Kopie einer bestimmter Person durchs Leben zu gehen. Bleiben Sie bitte Sie selbst und haben Sie Spaß an <u>Ihrem</u> Leben. Seien Sie die Person, die Sie sein wollen, kein Stereotyp. Denn Sie müssen sich wohl fühlen, damit Sie für andere Menschen und die Gesellschaft Vorbild und Gewinn sein können. Hierfür ist es unbedingt erforderlich, dass Sie sich individuelle Ziele setzen, die Sie umsetzen wollen und die auf Sie zugeschnitten sind. Und zwar ausschließlich auf Sie! Nicht auf andere Menschen und schon gar nicht aus bloßer „Gesellschaftskonformität" heraus!

Haben Sie sich schon mal eine Stellenanzeige durchgelesen? Ist Ihnen dabei aufgefallen, dass immer die gleiche Person gesucht zu werden scheint?[2] Gesucht wird nämlich in der Regel eine Person, die belastbar und engagiert, zuverlässig und zeitlich, geistig, räumlich flexibel -und so weiter- sein soll. Aha! Was für eine Persönlichkeit sich wohl dahinter verbirgt? Meiner Meinung nach jede erdenkliche! Wenn Sie sich für eine derart ausgeschriebene Stelle –gemeint sind die beschriebenen Inhalte- interessieren, könnten Sie sich ohne weiteres bewerben! Jeder, egal ob Mann oder Frau, wer ein Kind hat, hat die beschriebenen Kriterien bereits eindrücklich unter

---

sollte daher letztlich jedem selber überlassen sein, ob er die Regeln als leicht oder schwierig einstuft.

2 Achtung Übertreibung! Natürlich sollten Verallgemeinerungen nach Möglichkeit vermieden werden, ich möchte aber an dieser Stelle ein wenig dramatisieren.

Beweis gestellt. Leider werden die beschriebenen Eigenschaften häufig nur in einem eher negativ besetzten Kontext benötigt und appellieren lediglich an das Gute in Ihnen! Wenn Sie belastbar sein sollen, heißt das wahrscheinlich nichts anderes, als dass der Laden hoffnungslos unterbesetzt ist und der potenzielle Stelleninhaber kann sich darauf einstellen, dass sein Schreibtisch zugemüllt wird. Zeitliche und geistige Flexibilität? Hmm… Möglicherweise müssen Sie Überstunden kloppen, andere Aufgaben übernehmen, Dauerkranke Kollegen vertreten oder in anderen Arbeitsbereichen aushelfen. Also wie bereits gesagt: Wenn Sie sich für die Inhalte interessieren, kann eine derartig ausgeschriebene Stelle für Sie absolut richtig sein. Vorausgesetzt, Sie kennen Ihre Ziele.

Kennen Sie Ihre Ziele wirklich? Haben Sie diese für sich festgelegt, wissen Sie was Sie im Leben erreichen wollen? Es ist schon erstaunlich, dass die meisten Menschen überhaupt keine Ahnung haben, was sie überhaupt wollen. Und dann wundern sie sich, dass sie unglücklich sind. Die Gefahr besteht letztlich darin, dass der Mensch ohne Ziele weitestgehend fremdbestimmt ist. Und ehe er sich versieht, steckt er in einer Abwärtsspirale aus Resignation und Selbstzweifeln. Das Leben wird zum Hamsterrad, in dem man versucht, in seinem Job zurechtzukommen und irgendwie das Renteneintrittsalter zu erreichen. Das aber ist der merklich schlechteste Weg, den man einschlagen kann. In Wahrheit tun Sie sich und auch Ihrem Arbeitgeber oder der Gesellschaft oder dem Kunden oder Ihren Eltern oder wem auch immer gar keinen Gefallen, wenn Sie nur halbherzig bei der Sache sind.

Wissen Sie noch, was Sie als Kind gerne werden wollten? Astronaut? Dann haben Sie wahrscheinlich aus Pappkartons Raumschiffe gebaut und phantastische Abenteuer auf entlegenen Welten bestanden. Bauarbeiter? Dann haben Sie möglicherweise im Kindergarten mit Vorliebe in der Sandkiste tiefe Löcher gebuddelt. Wissen Sie noch, wie es war, wenn es dann Zeit war „Feierabend zu machen"? Der Kindergarten war aus, Sie mussten nach Hause gehen. Oder Sie wurden vom Spielen zum Essen reingerufen oder es weil dämmerte. Sie konnten sich damals kaum lösen, weil Sie einfach Spaß an dem hatten, was Sie getan haben. Diese Unbeschwertheit haben sich leider nur sehr wenige Menschen bewahrt. Sie waren Kinder und wurden dann erwachsen. Punkt. Die Mischung aus Pflichten -wie z.B. den Schulbesuch- und Freude –wie z.B. das Spielen mit Freunden- wurde eingetauscht gegen einen langweiligen Bürojob. Im schlimmsten Fall, weil Mutti das so gern wollte oder weil Papa das auch gemacht hat.

Erschreckend wenige Menschen haben sich richtig mit ihren persönlichen Zielen, Neigungen und Fähigkeiten auseinandergesetzt. Aus diesem Grunde mag es nicht überraschen, dass es höchstwahrscheinlich mehr mittelmäßige Bankangestellte als hervorragende Landschaftsgärtner gibt. Tun Sie sich selbst bitte unbedingt den Gefallen und ermitteln Sie anhand Ihrer eigenen Persönlichkeit, worin Ihre Stärken und Schwächen liegen. Achten Sie darauf, bei welchen Tätigkeiten und in welchen Situationen Sie Freude empfinden und sich einfach gut fühlen. Finden Sie heraus, wer Sie sind und vor allem: Finden Sie heraus, wer Sie sein wollen!

Diese Entscheidungen kann Ihnen niemand abnehmen. Es ist egal, was andere von Ihnen denken mögen oder wie andere Sie sehen: Nur Sie allein sind sich selbst gegenüber Rechenschaft schuldig. Mit Sicherheit ist es für Sie selbst und Ihre Lieben wesentlich angenehmer, wenn Sie sich einer Beschäftigung widmen, die Ihnen Spaß macht, als wenn Sie irgendeiner Tätigkeit nur um des lieben Geldes nachgehen. Denn wenn Sie eine Aufgabe nur halbherzig angehen betrügen Sie nicht nur sich selbst sondern letztlich auch die Allgemeinheit. Denn eines muss Ihnen bewusst sein: Nur wenn Sie selber Ihr Bestes geben können –was besser sein wird, wenn Sie etwas gern tun-, kann die Gemeinschaft in der Sie leben besser werden.

Und da jeder Mensch einzigartig ist und daraus letzten Endes unterschiedliche Interessen ergeben, bieten sich nahezu unendlich viele Möglichkeiten für Sie, Ihre individuellen Fähigkeiten und Neigungen zum Wohle aller einzusetzen.

Das wichtigste in Kürze

- Erforschen Sie, was Ihnen wirklich Spaß macht und beschäftigen Sie sich damit! Können Sie sich vorstellen, möglicherweise Ihren Lebensunterhalt damit zu verdienen?

- Ergründen Sie Ihre Stärken und Schwächen. Wenn Ihnen selbst nichts dazu einfällt, fragen Sie Ihre Familie und Freunde!

- Was macht Sie aus? Finden Sie heraus, was Ihre Persönlichkeit prägt und unterstreichen Sie Ihre Individualität durch Ihren eigenen Stil!

Kapitel 2

Was bin ich? - Welcher Typ Mensch sind Sie?

„Persönlichkeiten werden nicht durch schöne Reden geformt, sondern durch Arbeit und eigene Leistung."

Albert Einstein (1879-1955)

In der Psychologie gibt es mehrere Lehren, in der wiederum mehrere Modelle existieren, die die Persönlichkeit von Menschen untersuchen sollen. Eines dieser Modelle ist das Fünf-Faktoren-Modell oder kurz Big Five. Bei diesem Modell werden für die menschliche Persönlichkeit fünf verschiedene Dimensionen definiert. Im Einzelnen sind dies Neurotizismus, Extraversion, Offenheit für Erfahrungen, Verträglichkeit und Gewissenhaftigkeit. Die jeweilige Zusammensetzung dieser Werte soll letztlich bestimmen, welcher Persönlichkeitstyp Sie sind. Wenn Sie z.B. häufiger Angst, Nervosität oder Anspannung erleben, könnte es sein, dass bei Ihnen hohe Neurotizismuswerte vorliegen. Wenn Sie z.B. außerdem zurückhaltend und gern allein sind, könnten bei Ihrer Persönlichkeit die Tendenz zur Introvertriertheit vorliegen[3].

---

[3] Die Betonung liegt jeweils bei „könnte". Ich möchte Ihnen lediglich einen kurzen Überblick verschaffen und keine psychologischen Details wiedergeben. Wenn Sie

Meiner Meinung nach ist das alles nicht ganz so einfach. Es ist schlicht und ergreifend nicht sinnvoll, einen Menschen in ein bestimmtes Schema zu pressen. Oftmals hat man schon von Leuten gehört, die im beruflichen Alltag eher zurückhaltend und dröge im Umgang mit den Kolleginnen und Kollegen wirken, in ihrer Freizeit aber offenherzig und fröhlich wirken.

Seien Sie ehrlich zu sich selbst und bei Ihrer Einschätzung Ihrer persönlichen Stärken und Ihrer Schwächen. Wir alle neigen gerne dazu, uns in einem anderen Licht zu sehen, als andere Menschen. Für Ihr persönliches Glück ist es absolut notwendig, dass Sie Ihre Stärken und Schwächen kennen und berücksichtigten.

So wäre es für eine Persönlichkeit, welche nach obigem Schema als introvertierte Persönlichkeit gelten würde, unter Umständen wesentlich schwerer, als Vortragsredner durch die Lande zu ziehen, als dies für eine Persönlichkeit, die diese Eigenschaften nicht besitzt. Das bedeutet jedoch nicht, dass jemand mit einer derartigen Persönlichkeit nicht auch auf diese Weise erfolgreich sein könnte. Vielmehr müsste ein Mensch mit einem derartigen Persönlichkeitsprofil möglicherweise viel härter arbeiten, da er sich zusätzlich gegebenenfalls öfters erst selbst überwinden müsste. Letztendlich kommt es nur darauf

---

das Thema interessiert, empfehle ich Ihnen die Lektüre entsprechender Fachliteratur. Auf jeden Fall schlage ich vor, dass Sie einen Test vornehmen. Sie werden unter Umständen überrascht, wie das Ergebnis ausfällt. Derartige Tests lassen sich kostenlos im Internet durchführen und bieten interessante Erkenntnisse. Im Ernst: Versuchen Sie es ruhig einmal!

an, ob man sich wohlfühlt und ob man in der Materie steckt. Überlegen Sie bitte einmal: So mancher Jeck, den man im Karneval hinter einer Maske findet, würde man im Alltag bestimmt nicht wiedererkennen... Karnevalisten sind Profis auf ihrem Gebiet und raten Sie mal, wie lustig die Herrschaften wären, wenn sie über den gesellschaftlichen Werteverfall reden müssten...

Wenn Sie also nach intensiver Selbstkritik herausfinden sollten, dass Sie überhaupt kein Interesse an Zahlen und Papier haben, stattdessen aber hervorragend mit Kindern oder älteren Menschen umgehen können und überhaupt ein freundliches Wesen besitzen, wäre möglicherweise die Wahl einer Tätigkeit, bei der Sie überwiegend mit Menschen in Kontakt kommen, eine gut Wahl. Vermutlich könnten Sie dann in einer Tätigkeit, die den Umgang mit anderen beinhaltet, so richtig aufblühen. Das bedeutet aber nicht, dass Sie sofort losgehen müssen und einen gutbezahlten Managerposten aufgeben müssen, nur um künftig z.B. als Kindergärtner oder Altenpflegerin Ihren Lebensunterhalt zu verdienen. Vielmehr bieten sich viele Gelegenheiten, sich zunächst neben dem Beruf zu engagieren. Vielleicht wird ja für die Minikicker in Ihrem örtlichen Fußballverein ein Trainer gesucht? Eventuell könnten Sie auch ein eigenes Projekt auf die Beine stellen, bei dem Sie mit vielen Menschen in Kontakt treten könnten.

Wohlgemerkt ist es nicht das Ziel, dass Sie für sich ein psychologisches Gutachten erstellen lassen oder zwingend professionelle Beratung in Anspruch nehmen müssen. Selbstverständlich wäre es nicht verkehrt, einen Coach oder externen Berater zur Unterstützung hinzuzuziehen, um Ihre

Interessen zu erkunden. Die Entscheidung kann Ihnen letztlich jedoch nicht abgenommen werden. Hier ist zwingend Ihr eigenes Engagement gefragt.

Nehmen Sie sich ruhig so viel Zeit wie Sie brauchen. Wenn Sie nach einer Stunde intensiven Nachdenkens keine wirklich zündende Idee haben, verzweifeln Sie nicht! Viele Menschen benötigen für den Prozess der Selbstfindung Jahre oder gar Jahrzehnte. Das sollte Sie aber nicht entmutigen. Gehen Sie ruhig ein paar Tage in Klausur und ziehen Sie sich zurück, damit Sie ungestört mit Ihren Gedanken spielen können. Stellen Sie sich die Dinge, die Sie sich wünschen, vor und erforschen Sie, wie Sie sich dabei fühlen.

Wenn Ihnen absolut nichts einfallen sollte, akzeptieren Sie dies bitte. Sie müssen nichts übers Knie brechen und niemandem etwas beweisen. Seien Sie einfach Sie selbst. Haben Sie sich ruhig gern, wenn möglich lieben Sie sich sogar! Das hört sich vielleicht blöd an, aber wenn Sie selber sich nicht mögen sollten, welchen Grund sollten dann andere Menschen haben, Sie gern zu haben?

Und noch etwas: Werden Sie die Persönlichkeit, die Sie sein wollen, aber bleiben Sie dabei Sie selbst! Stehen Sie zu Ihren Gefühlen und zu Ihrer Persönlichkeit. Sie können sich selber nicht blenden, also bleiben Sie authentisch und handeln Sie so, wie Sie handeln müssen[4]! Viele Menschen erhalten einen

---

4 Das „Wie" ergibt sich aus Ihrem Persönlichkeitstyp. Hierbei geht es nicht eine richtige oder falsche Entscheidung im Allgemeinen, sondern um die Frage, was

Stempel aufgedrückt, weil Sie nicht dem Mainstream entsprechen. Da werden einige als faule oder dumme Gesellen tituliert, nur weil Sie eine Arbeit anders angehen oder bestimmte Vorgehensweisen nicht auf Anhieb verstehen. Aber es ist nun einmal so, dass es Menschen unterschiedlichen Schlages gibt. So wie es verschiedene Biorhythmen gibt –Der eine geht früh schlafen und steht früh auf, der andere wiederum steht spät auf und geht dafür später schlafen – genauso gibt es auch unterschiedliche Verhaltenstypen: Manche von uns sind vorsichtig, andere wiederum risikofreudiger. Manche Menschen sind „Macher", die alles sofort angehen und zupacken, wieder andere analysieren und wägen Für und Wider ab.

Egal, zu welchem Typ Sie gehören sollten: Keiner ist besser oder schlechter als der andere... Im Gegenteil, alle Typen Mensch sind gleichermaßen wichtig, weil sie sich gegenseitig ergänzen. Vor allem in unserer heutigen arbeitsteiligen Welt können wir einfach nicht mehr alles selber machen. Jeder Mensch hat individuelle Stärken, die er in den „Gesellschaftspool" einbringen kann und sollte... Und wenn dies der Fall ist und jeder seine individuelle Stärken und Fähigkeiten einbringt, geschieht etwas Großartiges: Es entwickelt sich ein Expertentum, was viel bessere Ergebnisse

---

Sie ALS PERSÖNLICHKEIT in bestimmten Situationen für die richtige Vorgehensweise halten!

für die Gesellschaft herbringen kann, als wenn jeder mit Halbwissen aufwarten kann.

Haben Sie also einfach den Mut, Sie selber zu sein und seien Sie sich treu. Wenn Sie auf die Stimme Ihres Herzens hören, können Sie einen wunderbaren Beitrag leisten! Trauen Sie sich also –egal was andere sagen- Ihr Leben auf die Dinge auszurichten, die IHNEN wichtig sind und seien Sie der Mensch, der SIE sein wollen!

Das wichtigste in Kürze

- Überlegen Sie, wovon Sie „getrieben" werden. Versuchen Sie Ihren Persönlichkeitstyp zu ergründen und freuen Sie sich über die Erkenntnis, dass Sie einzigartig sind!

- Gönnen Sie sich mal etwas Schönes und Leben Sie Ihre Persönlichkeit aus! Genießen Sie, was Sie tun und freuen Sie sich über den bewussten Umgang mit sich selbst!

- Beobachten Sie Ihre Mitmenschen. Finden Sie heraus, was die anderen so umtreibt und gleichen Sie deren Verhalten mit dem Ihren ab: Wie nutzen Ihre Mitmenschen die eigenen Stärken, wie gehen sie mit Schwächen um?

Kapitel 3

Entwickeln Sie Selbstvertrauen! - Sie Sind in Ordnung, so wie Sie sind!

„Ich bin dankbar, nicht weil es vorteilhaft ist, sondern weil es Freude macht."

Lucius Annaeus Seneca der Ältere (55 v. - 40 n.Chr.)

Wahrscheinlich kennen Sie die zehn Gebote aus dem Alten Testament? Haben Sie sich schon einmal überlegt, warum es nicht die zehn Verbote oder die zehn Tugenden sind? Im alten Rom wurden Eigenschaften wie Tapferkeit, Treue, Stärke usf. hoch gehalten und von vielen, die etwas auf sich hielten, auch tatsächlich vorgelebt. Die Einhaltung solcher Tugenden ist eine Frage der Ehre und erfordert ständige Anstrengungen und aktives Handeln, um zu zeigen, dass man diese kennt und sich daran hält. Tja, aber Werte und Ansichten können sich auch ändern[5]. Außerdem ist alles eine Frage des Blickwinkels.

---

[5] Wer Lateinunterricht genossen hat, wird sich u.a. noch an Diskussionen zum Werteverfall im Römischen Reich erinnern, welcher quasi über Nacht einen völligen Umbruch der gesellschaftlichen Werte und Tugenden zur Folge hatte. Verrohung, Lasterhaftigkeit, Gier und so weiter und so fort.

Jemand, der allen Konflikten aus dem Weg geht, kann sich durchaus damit Rühmen, nie eine Auseinandersetzung verloren zu haben. Wir würden so einen Menschen aber nicht als stark bezeichnen. Genau so würden wir jemanden, der sieben Fliegen auf einen Streich tötet, nicht als tapfer rühmen.

Ähnlich verhält es sich mit Verboten, nur irgendwie umgekehrt: Wer sie nicht befolgt wird geschmäht, geächtet sogar bestraft. Verbote kommen meist mit abschreckenden Strafen -oder besser mit der Erwartung eine solche Strafe zu erhalten- daher. Jeder weiß z.B. dass es verboten ist, über eine rote Ampel zu fahren. Das leuchtet uns ja auch (hoffentlich) ein, denn wir könnten ja bei Zuwiderhandlungen nicht nur unser eigenes, sondern auch das Leben anderer Verkehrsteilnehmer gefährden. Außerdem wissen wir, dass wir mit einem Bußgeld, Punkten in Flensburg oder sogar einem Fahrverbot zu rechnen hätten.

Gebote kommen da schon ein wenig gemächlicher daher. Nehmen wir als Beispiel die wohl bekanntesten Gebote: Die Zehn Gebote[6]! Sie enthalten -mehr oder weniger juristisch ausgedrückt- sogenannte „Sollvorschriften". Diese kommen tendenziell dem nahe, was eingehalten werden muss, um ein geordnetes Leben in der Gesellschaft sicherstellen zu können. Das wird vor allem am fünften Gebot (Du sollst nicht töten!)

---

[6] Ich unterstelle einfach mal, dass den meisten Lesern die zehn Gebote aus dem Alten Testaments –zumindest vom Namen her- bekannt sind. Ansonsten achten Sie doch auf die alljährliche Wiederholung des gleichnamigen Films mit Charlton Heston.

deutlich: „Das ist doch Selbstverständlich!" werden Sie jetzt vielleicht sagen. Aber ist das tatsächlich so? Ich denke nicht unbedingt, denn schließlich können sie zwar bewusst Ihr Seelenheil dadurch bewahren, indem Sie besten Gewissens sagen können, dass Sie noch nie jemanden getötet haben und deshalb im Gefängnis darben mussten. Aber was ist denn z.B. mit dem Lokführer, dem ein lebensmüder vor den Zug gesprungen ist? Was ist, wenn Sie kein Vegetarier sind? Vielleicht haben Sie ja sogar „gedient"? Dann wären Sie in den Augen einiger sogar ein Mörder[7].

Die Gratwanderung zwischen dem, was wir „Gut" und „Böse" nennen, ist recht schmal und manchmal gar nicht so ohne weiteres Erkennbar. Manche Dinge liegen nur im Auge des Betrachters. Alleine aus diesem Grunde ist es wichtig, was Sie über sich denken. Hierzu ist jedoch eine realistische Sichtweise und Selbstkritik erforderlich. Schon viele Menschen haben in sich gesehen, was nicht da ist. Wenn jemand geizig ist, dann ist es regelrechter Betrug, wenn sich eine solche Person als freigiebig bezeichnen würde; wenn jemand tagein tagaus andere Menschen mit hochrotem Kopf anschreit, ist er vermutlich kein netter und umgänglicher Geselle.

Aber die gute Nachricht ist: Trotz vermeintlicher Fehler, können auch die zuvor beschriebenen Eigenschaften nicht verhindern,

---

7 Diese Behauptung wird von Kurt Tucholski in seiner Glosse „Der bewachte Kriegsschauplatz" vertreten, nicht von mir!

dass wir einen einzigartigen und liebenswerten Menschen vor uns haben. Die Fehler anderer sind immer relativ. Was für den einen als Geiz angesehen wird, kann durch den anderen als Sparsamkeit und Ausgabendisziplin ausgelegt werden. Oftmals kennen wir die Hintergründe anderer Menschen nicht, um einschätzen zu können, warum sich diese so verhalten wie sie es tun. Warum sollten andere Sie als jemand besonderen ansehen, wenn Sie es selbst nicht tun? Wir sollten daher nicht zu streng mit uns selbst sein.

Wir sollten also bei aller Selbstkritik nicht vergessen, uns immer so zu akzeptieren, wie wir sind. Wir alle haben Fehler[8]. Aber vor allem haben wir einzigartige Fähigkeiten, die richtig kultiviert das „Negative" überstrahlen und unsere Persönlichkeit wachsen lassen können. Dahingehend sollten wir uns vor allem unserer Stärken ständig bewusst sein und uns darüber freuen. Seien Sie dankbar für die Fähigkeiten die Sie besitzen und ärgern Sie sich nicht über vermeintliche Schwächen.

Fragen Sie sich manchmal auch, warum einige Menschen es geschafft haben, offenbar alles in ihrem Leben richtig gemacht haben? Die Lösung ist wahrscheinlich wenig überraschend: Sie haben sich auf ihre Stärken konzentriert und auf die eigenen

---

8 Natürlich meist aus Sicht der anderen. Wenn wir eine unserer Eigenschaften als vermeintlichen Fehler einstufen, tun wir das wahrscheinlich ebenfalls aus einer Perspektive, wie andere über uns denken mögen.

Fähigkeiten vertraut. Für viele Menschen wird Erfolg oft mit der Vermeidung von Fehlern in Verbindung gebracht. Aber damit kommt man nicht weit, weil man nie in der Lage ist, alles zu geben! Und das nur aus der Angst heraus, etwas falsch zu machen... Dabei kann man doch aus Fehlern bekanntlich hervorragend lernen! Diesen Umstand sollten Sie sich auch zunutze machen. Aber seien Sie vorsichtig! Konzentrieren Sie sich nicht zu stark auf die Fehler! Denken Sie bitte daran: Ihre Erfolge erwachsen aus Ihren Stärken. Betrachten Sie also die Fehler als Möglichkeit zu lernen, blicken Sie darauf zurück und überlegen Sie, was Sie daraus lernen können. Und dann Lassen Sie los!

Und falls Sie mit Ihrem Aussehen hadern sollten: tun Sie das bitte nicht! Das ist so ziemlich das dümmste, was ein Mensch sich antun kann. Wenn es darum geht, dass Ihnen Ihre Frisur nicht gefällt, ok... Das lässt sich ja schnell ändern[9]. Aber wenn Sie große Füße, ein fliehendes Kinn oder von Natur aus nur eine Augenbraue haben dann lassen Sie es gut sein! Das macht Sie doch in der Kombination erst zu dem, der Sie sind.

Erst recht gibt es kein Grund, sich über graue Haare zu ärgern: wenn der liebe Gott, die Natur oder welche höhere Instanz auch immer gewollt hätte, dass wir mit fünfzig, siebzig oder

---

9 Jepp, das lässt sich sehr schnell ändern! Wenn Sie dann feststellen, dass es vorher viel besser war... Tja, dann ist es unter Umständen zu spät.

hundert Jahren aussehen wie mit zwanzig, dann wären wir als Cola-Flasche zur Welt gekommen[10]!

Und auch das Thema Erfolg ist immer relativ. Während einige sich darüber freuen, dass sie den Halbmarathon schaffen, ärgern sich andere, dass sie die ganze Strecke nicht eine zehntel Sekunde schneller laufen konnte.

Seien Sie sich selbst treu und erfreuen Sie sich um Himmels Willen an den individuellen Gaben, die Ihnen mitgegeben wurden! In der Konstellation, wie Sie beschaffen sind gibt es nämlich nur einen einzigen Menschen: SIE! Und wir alle erfüllen unsere einzigartige Bestimmung auf dieser Welt. Also wenn Sie demnächst einmal in Versuchung geraten sollten, auf jemanden neidisch zu werden, weil dieser etwas Tolles beherrscht, das Sie auch gern können wollen, halten Sie inne und erfreuen Sie sich darüber, dass Sie etwas anderes viel besser können. Vielleicht ist es genau das, was der andere, den Sie vermeintlich beneiden, gerne können würde. Wer weiß....

Wichtig in diesem Zusammenhang ist auch, dass Sie es tunlichst vermeiden, mit vermeintlichen Schwächen zu hadern! Was auf den ersten Blick als Schwäche ausgelegt werden könnte, kann in Wahrheit unter Umständen der Gegenpol zu einer Ansammlung vieler positiver und

---

10 Und selbst die hat sich im Laufe der vielen Jahre, in der es sie nun schon gibt, verändert!

wünschenswerter Stärken sein. Nehmen Sie als Beispiel einen Pinguin:

An Land wirkt dieser flugunfähige Vogel als völlige Fehlbesetzung der Natur… Langsam watschelt der kleine Frackträger über den Boden, wirkt unbeholfen und tolpatschig… Im Wasser allerdings zeigt er, was er so richtig draufhat und genau darin liegt auch das faszinierende:

Pinguine jagen blitzschnell und erfolgreich im Wasser, sie flüchten vor Fressfeinden und hängen oft jeden ihrer natürlichen Feinde schnell ab.

Wenn Sie sich also demnächst von der Natur, vom Schicksal oder Gott oder was auch immer als falsch ausgerüstet fühlen, überlegen Sie, ob Sie vielleicht nicht einfach nur nicht in Ihrem Element sind… hängt er oft jeden seiner natürlichen Feinde schnell ab.

Vertrauen Sie auf IHRE Stärken!

Und noch etwas: Haben Sie Mut! Mut bedeutet nicht, dass Sie sich in waghalsige und halsbrecherische Abenteuer stürzen sollen. Mut bedeutet zu handeln, wenn Sie auch erwarten können, dass etwas klappt. Kennen Sie den Spruch: Dem Mutigen gehört die Welt? Dieser Spruch steckt voller Weisheit. Denn er sagt aus, dass derjenige, der etwas anpackt auch etwas zurückerhält. Hier steht nicht, dass Sie unkalkulierbare Risiken eingehen und leichtsinnig sein müssen. Wenn Sie handeln, obwohl Sie Angst haben, dann sind Sie mutig. Wenn Sie keine Angst haben, ist die Aufgabe der Sie sich stellen, entweder nicht groß genug für Sie oder Sie sind sich Ihrer Fähigkeiten verdammt sicher… Hier kann schnell Leichtsinn entstehen, der gefährlich sein kann.

Also trauen Sie sich ruhig zu, an Aufgaben heranzugehen, vor denen Sie anfangs Angst haben. Denn auch hier gilt: Nur Mut! Die Aufgabe wird, nachdem Sie sie gemeistert haben wahrscheinlich gar nicht mehr so angsteinflößend sein, wie sie es zu Beginn war.

Das wichtigste in Kürze

- Machen Sie eine Bestandsaufnahme Ihrer Erfolge in der Vergangenheit und eine Inventur Ihrer Fähigkeiten. Welche Fähigkeiten haben Sie unterstützt?

- Überlegen Sie, was Ihnen in der Vergangenheit besonders gut gelungen ist und wie Sie dieses Ziel erreicht haben. Denken Sie darüber nach welche Erkenntnisse und Erfahrungen Sie dabei gewinnen konnten.

- Was machen Sie in Ihrer Freizeit besonders gern? Manchmal können Hobbies Aufschluss über unsere Persönlichkeit geben: In der Art und Weise, wie wir uns unserer Lieblingsbeschäftigung widmen, sollten wir auch unsere Pflichten angehen!

- Schauen Sie öfters mal in den Spiegel. Was gefällt Ihnen besonders gut an dem, was Sie sehen? Beenden Sie die Sitzung mit einem anerkennenden und aufrichtigen „Ich sehe echt gut aus!"

- Beweisen Sie Mut im Alltag! Nicht derjenige ist mutig, der leichtsinnig handelt, sondern derjenige, der handelt, obwohl er Angst hat!

Kapitel 4

Schaffen Sie ein Meisterwerk - Entwickeln Sie Ihren individuellen Stil und seien Sie selbstbewusst

> „Es ist entwürdigend, wenn der Mensch seine Individualität verliert und zu einem bloßen Rädchen im Getriebe wird."
> Mahatma Gandhi (1869-1948)

Vorbilder sind etwas Gutes. Sie können für uns eine wichtige Orientierungshilfe in schwierigen Zeiten sein und meist verkörpern sie in dieser Funktion das, was wir erreichen wollen. Leider liegt in diesem Umstand eine der größten Gefahren:

Wenn wir uns zu sehr an unseren Vorbildern orientieren, werden wir versucht sein, deren Leben nachzuleben. Wir drohen dann Abziehbildchen von Persönlichkeiten zu werden, obwohl wir doch in der Lage wären, etwas ganz Eigenes und Wundervolles zu schaffen. Wie gesagt, Vorbilder sind per se nicht schlecht, aber diese sind eben nicht wir!

Sie haben mit Sicherheit ein anderes Leben gelebt als Ihr potenzielles Vorbild, Sie haben andere Menschen kennengelernt und andere Erfahrungen gemacht... Kein Leben verläuft wie das andere, und das ist auch gut so! Es gibt vielleicht die ein oder andere Übereinstimmung oder sogar Überschneidung mit dem Leben von unseren Vorbildern, aber niemals den gleichen Verlauf! Sie sind anders als andere und das ist nicht nur gut so, das ist wundervoll, denn hierin liegt das größte Potenzial für das Wohl aller Menschen!!!

Sie wissen, dass Sie anders sind als andere, also seien Sie bitte auch anders! Es gibt Konventionen und Werte, an die wir uns halten sollten vielleicht sogar müssen[11]. Aber es gibt keine Vorschrift darüber, dass wir so sein sollen wie jemand anderes oder dass wir eine bestimmte Meinung haben müssen. Und dieses Recht sollten Sie sich auch für sich herausnehmen! Das heißt nicht, dass Sie jetzt wie ein Paradiesvogel herumlaufen sollen -geschweige denn müssen[12]- oder Mülleimer umtretend und grölend durch die Straßen laufen dürfen. Ein wenig Benehmen ist schon für ein sinnvolles Zusammenleben unabdingbar.

Aber heben Sie sich so weit wie möglich von anderen Persönlichkeiten ab! Seien Sie Jemand mit Wiedererkennungswert! Seien Sie schlicht und einfach SIE!!! Bereits durch Kleinigkeiten können Sie unverwechselbar werden. Bei manchen ist das die ruhige, coole Art. Wieder andere haben ständig gute Sprüche auf Lager. Einige tragen schwarze Anzüge und wiederum andere einen Hut. Egal was Sie sich aussuchen: Es muss zu Ihnen passen und Sie dürfen sich

---

[11] Gesetze sind ein gutes Beispiel. Ich würde Ihnen niemals raten, nur um anders zu sein, gegen geltendes Recht zu verstoßen!

[12] Es sei denn, Sie wollen das auch tatsächlich!

nicht lächerlich machen. Wie das gehen soll? Hmm… Überlegen Sie bitte mal: Die Lösung sollte auch wieder in Ihrer Authentizität liegen. Alles was Ihren Charakter, Ihre Persönlichkeit unterstreicht und Ihre Stärken hervorholt, bringt Sie in dieser Hinsicht weiter.

Hierbei geht es aber nicht (ausschließlich) um Äußerlichkeiten. Vielmehr sollten Sie sich ein unverwechselbares Verhalten aneignen, aufgrund dessen man mit positiven Ergebnissen assoziiert. Wenn Sie bei Ärger im Betrieb regelmäßig wutschnaubend in Ihr Büro stampfen und die Türen zuschlagen, sorgen Sie dafür, dass Sie wenigstens mit guten Lösungen wiederkommen! Keiner wird erwarten, dass Sie plötzlich lächelnd zu allem „Ja und Amen" sagen[13]. Wenn Sie Ihr Verhalten nicht ändern können, weil Sie ein sehr ruhiger oder aufbrausender Geselle sind, akzeptieren Sie das! Das ist dann halt so. Bleiben Sie auf jeden Fall glaubwürdig und nutzen Sie die freiwerdende Energie für Ihre Zielerreichung. Kanalisieren Sie Ihre Kräfte in Ihrem Lösungsweg.

Egal was Sie also machen wollen: Bleiben Sie dabei Sie selbst und freuen Sie sich an Ihrer Einzigartigkeit! Kein anderer Mensch wird etwas so tun können, wie Sie es tun! Akzeptieren Sie sich so wie Sie sind und zelebrieren Sie Ihre ganz persönliche und unverkennbare Art. Dann haben Sie garantiert mehr Freude im Leben und müssen sich nicht verbiegen. Und noch etwas: Wenn Ihnen etwas nicht passt, machen Sie den

---

13 Was aber nicht heißt, dass Sie Ihre Mitmenschen mit solchen Persönlichkeitsumbrüchen nicht gnadenlos irritieren und verunsichern können….

Mund auf! Dem Redenden kann geholfen werden. Und Sie werden garantiert aus der Masse hervortreten. Denn ob Sie es glauben oder nicht: Die meisten Menschen trauen sich überhaupt nicht, nachzufragen oder sich zu beschweren. So, wie man von Ihnen erwartet, kritikfähig zu sein, dürfen Sie verlangen ebenfalls Kritik üben zu dürfen. Denn eines müssen Sie -selbst bei aller Nächstenliebe- immer im Hinterkopf behalten: Ihre Persönlichkeit entspringt zu einem gewissen Teil Ihrer Individualität. Wenn Sie einfach nur „gesellschaftskonform" sein sollen, überlegen Sie, ob Sie an der richtigen Stelle sind.

Nun werden Sie an dieser Stelle vielleicht fragen, worin denn nun der Unterschied zu Selbstvertrauen und Selbstbewusstsein besteht. Das ist relativ leicht zu beantworten:

Während Sie bei der Entwicklung Ihres Selbstvertrauens in der Regel auf vergangene Erfolge blicken und diese auf die Zukunft projizieren, indem Sie sich sagen „… Damals habe ich es geschafft, (ein Einser-Abitur hinzulegen, die praktische Führerscheinprüfung zu bestehen oder was immer Ihnen im Leben geglückt ist)…, dann schaffe ich jetzt auch (dieses Examen zu bestehen, eine weite Strecke mit dem Pkw zurückzulegen oder was immer Sie gerade beschäftigt)…"

Beim Selbstbewusstsein wiederum werden Sie sich –wie es der Name eigentlich schon sagt- Ihrer selbst bewusst: Es handelt sich um die Art, wie Sie sich selber wahrnehmen, interpretieren und letztlich AKZEPTIEREN. Ein Beispiel gefällig? Sie blicken zurück und erkennen: Sie haben alles, was Sie angefangen mit Erfolg zu Ende gebracht: Sie sind ein Gewinner! Herzlichen

Glückwunsch... Das ist leider nicht immer und für jede Persönlichkeit der Fall, weil eben nicht immer alles gelingt. Trotzdem können Sie ein Gewinner sein... Wie das gehen soll? Nun, ganz einfach: Konzentrieren Sie sich auf die Sachen, die für die Erreichung Ihrer Ziele wichtig sind... Wenn an erster Stelle für Sie immer stand, dass Sie eine Familie gründen wollen, ist es dem Grunde nach unerheblich, ob Sie einen Managerposten haben, der Ihnen ein Jahresgehalt in Höhe von 1.000.000 Euro einbringt... Wenn Sie das Ziel erreicht haben, tatsächlich verheiratet sind und fünf kleine Kinder Ihr Leben bereichern, sind Sie erfolgreich, Punkt! Dann haben Sie die richtigen Schritte gemacht: Sie haben einen passenden Partner gesucht, gefunden und Ihr Ziel umgesetzt.

Ein wesentlicher Ausdruck für ein gesundes Selbstvertrauen ist somit die Fähigkeit, sich selber vor dem Hintergrund motivieren zu können, dass man das vor sich liegende schaffen wird, weil man die gleiche oder eine ähnliche Situationen bereits gemeistert hat. Ein Autofahrer z.B. wird sich also vor Antritt einer schwierigen Fahrt in Erinnerung rufen, dass er vergleichbare Strecken schon viele Male gefahren ist und über lange Jahre Erfahrung im Autofahren besitzt.

Das Selbstbewusstsein wiederum ist dadurch kennzeichnend, dass man sich über das in der Vergangenheit erreichte definiert, quasi als das Produkt des Erlebten und der erzielten Erfolge. Somit würde der gleiche Autofahrer aus dem obigen Beispiel sagen können, dass er ein guter Autofahrer sei, weil eben viele schwierige Strecken und Situationen gemeistert hat.

Alles in allem müssen Sie stetig an Ihren Zielen und an sich selbst arbeiten. Je mehr Sie das tun, desto mehr haben Sie, auf das Sie zufrieden zurückblicken können, desto größere Herausforderungen können Sie annehmen und umsetzen. Wichtig ist in diesem Zusammenhang allerdings das eine: Sie müssen sich dabei im Blick behalten! Visualisieren Sie daher Ihre Ziele und testen Sie, ob Sie sich damit wirklich wohlfühlen. Und wenn Sie ein Ziel erreicht haben sollten, das Sie im Endeffekt nicht weiterbringt oder vermeintlich unwichtig zu sein scheint, ist das auch nicht schlimm... Dadurch wachsen Sie! Sie ziehen wertvolle Erkenntnisse und Erfahrungen aus der Umsetzung, die Sie vielleicht für die Realisierung der „wirklich" wichtigen Ziele gut gebrauchen können. Egal, was Sie tun: Nichts von dem ist ohne Bedeutung für Ihre Zukunft! Seien Sie sich dessen stets bewusst....

Das wichtigste in Kürze

- Überlegen Sie für sich, was Sie besonderes ausmacht. Was macht Sie einzigartig?

- Stehen Sie zu sich und zu Ihren Eigenarten! Sie sind der einzige, der Sie boykottieren kann. Lernen Sie sich zu akzeptieren und versuchen Sie nicht, wie andere Menschen zu sein!

- Überlegen Sie, wie Sie Ihren eigenen Stil etablieren können. Wie können Sie aus der Masse herausstechen ohne als „störend" empfunden zu werden?

- Lassen Sie sich nicht irritieren und bleiben Sie Ihrer Linie treu! Bleiben Sie beständig und springen Sie nicht zwischen verschiedenen Stilen.

- Suchen Sie nach Gleichgesinnten… Halten Sie die Augen offen und beobachten Sie aufmerksam Ihre Mitmenschen. Dann werden Sie gute Chancen haben, den ein oder anderen „Spinner" zu erkennen. Wieso sind diese Personen so, wie sie sind?

- Nichts von dem was Sie tun ist ohne Bedeutung für Ihre Zukunft!

Kapitel 5

Ergreifen Sie Ihre Chance! – Bietet sich Ihnen keine, erschaffen Sie welche!

"Zu viele Menschen denken an Sicherheit statt an Chancen. Sie scheinen vor dem Leben mehr Angst zu haben als vor dem Tod."

James F. Byrnes (1879-1972)

Fänden Sie es nicht auch schrecklich, auf ein Leben zurückzublicken, in dem man nichts von dem erreicht hat, was man sich vorgenommen hat? Und doch ist dies leider der Alltag vieler -meist älterer- Menschen. Eben diese schwelgen dann in Erinnerungen und blicken sehnsuchtsvoll auf die Zeit zurück, als ihnen die Welt noch offen stand. Es wird über die ach so schlechte, ungerechte Welt geklagt, die einem keine Chancen geboten hat. Nie! Immer war alles Mist...

Aber halt! Oftmals übersehen diese Menschen, dass Sie sehr wohl unzählige Male die Chance gehabt hätten, in irgendeinem Bereich ihres Lebens erfolgreich zu sein. Leider haben Sie sich dann entweder von anderen überreden lassen, etwas nicht zu tun. Das sind die tragischsten Fälle von allen, weil hier ein Sündenbock zur Verfügung steht. Getreu der Devise „X ist schuld, dass ich damals nicht diesen oder jenen Beruf gelernt habe!", „Y ist schuld, dass ich damals nicht in diese oder jene

Aktie investiert habe!", „Z hat mich damals daran gehindert, hier oder dort zu leben!" usw., usw. ….

Das schlimme ist, dass die meisten dieser armen Menschen, die dem Gedanken verhaftet sind, jemand anderes hätte ihr Schicksal bestimmt, nie wirklich frei werden. Sie werden es wahrscheinlich auch nicht in Angriff nehmen, frühere Ziele und Träume wieder aufleben zu lassen. Warum auch? Sie haben ja bereits eine Entschuldigung, warum etwas bereits in der Vergangenheit nicht geklappt hat. Warum dann das Risiko eingehen und etwas zu tun, das einem gefällt? Es könnte ja klappen... und dann? Dann ärgert man sich, dass man es nicht früher getan hat. Es könnte aber auch nicht klappen. Dann ist man noch frustrierter.

Wenn Sie erfolgreich sein wollen müssen Sie handeln! Viele Unbedeutende Vorfälle haben sich im Nachhinein als riesige Chance erwiesen. Das setzt aber voraus, dass Sie wissen, was Sie überhaupt wollen. Die Kunst darin, sich bietende Chancen zu ergreifen besteht darin, diese auch als solche zu erkennen. Denn nur wenn Sie wissen, welche Schritte zu Ihrem Erfolg erforderlich sind, können Sie sich Ihnen bietende Gelegenheiten wahrnehmen.

Wenn Sie z.B. Feuerwehrmann werden wollen, müssen Sie eine handwerkliche Berufsausbildung vorweisen können, die für den Feuerwehrdienst geeignet ist[14]. In diesem Zusammenhang

---

14 Zumindest ist da, wo ich wohne so. Wenn Sie sich über das Berufsbild des Feuerwehrmannes oder der Feuerwehrfrau interessieren, fragen Sie doch

würden Sie sich wahrscheinlich im Vorfeld über die erforderlichen Voraussetzungen informieren. Dahingehend wäre es sinnvoll, sich nach einer geeigneten Berufsausbildung umzusehen, anstatt sich durch das Abitur zu quälen. Möglicherweise könnte Ihnen dann eine Berufsmesse in Ihrer Umgebung die nötigen Informationen liefern, die Sie brauchen. Vielleicht entdecken Sie aber dort auch einen anderen Beruf, der Sie interessiert. Oder Sie knüpfen Kontakte zu potenziellen Ausbildungsbetrieben. Es ist mehr oder weniger egal, welches Ergebnis Sie erreichen: Die Hauptsache ist dahingehend, dass Sie überhaupt ersteimal hingehen!

Im Chinesischen Sprachgebrauch ist es durchaus üblich, das Wort Risiko sowohl als Risiko im engeren Sinne aber auch als Chance zu sehen. Denken Sie daran, wer nichts wagt, gewinnt auch nichts. Das heißt aber nicht, dass Sie ständig auf Risiko spielen müssten. Sie müssen nur aufmerksam sein für Gelegenheiten. Aber suchen Sie nicht starr nach der einen großen Gelegenheit... Sie laufen sonst Gefahr, viele kleine gute Gelegenheiten zu verpassen. Und kaum einer kann vorhersehen, welche Kette von Chancen sich ergeben kann... Nur einer Sache kann man sich gewiss sein: Wenn man eine Chance verstreichen lässt und nicht handelt, ist sie fort! Ganz einfach und erbarmungslos. Vielleicht ergibt sich irgendwann wieder eine ähnlich gute Situation, unter Umständen kann dies aber erst viele Jahre später geschehen...

---

einfach bei Ihrer örtlichen Feuerwehr nach, hier kann man Ihnen mit Sicherheit alle wichtigen Informationen geben!

Wenn Sie handeln und Chancen ergreifen, öffnen Sie sich für weitere gute Gelegenheiten. Wenn eine gute Gelegenheit ergriffen wurde, entsteht ein Vakuum, das gefüllt werden muss. Sie müssen den nächsten logischen Schritt gehen, um zum Ziel zu kommen. Und das ist auch dem Universum bewusst, welches Sie mit entsprechenden Chancen belohnt, die Sie nur noch zu ergreifen brauchen. Aber Sie müssen handeln!

Ähnlich verhält es sich mit dem Schaffen von Chancen: Sie können Ihr Leben beeinflussen, indem Sie sich den Zugang zu neuen Chancen eröffnen: Sie wollen sich beruflich verändern? Versuchen Sie, sich durch entsprechende Zusatzqualifikationen für höhere Aufgaben zu empfehlen. Sie wollen neue Leute kennenlernen? Vielleicht wäre ein Tanzkurs das richtige... Egal was Sie tun, Sie werden ein Ergebnis erzielen.

Noch eine wichtige Sache, die Sie unbedingt berücksichtigen sollten: Sie dürfen sich auf keinen Fall von Rückschlägen aus der Bahn werfen lassen! Ein scheitern an einer Hürde muss nicht das Ende sein, sondern sollte Sie beflügeln bessere Leistungen zu vollbringen! Besonders wichtig ist in diesem Zusammenhang, dass Sie es unbedingt erneut versuchen... oder besser gesagt, etwas erneut „wagen". Wo der hier der Unterschied ist? Nun, meines Dafürhaltens ist der Begriff „etwas wagen" eher negativ belastet; es impliziert, dass man etwas gefährlich tut oder unnötige Risiken eingeht... Das ist aber nicht immer der Fall Wenn Sie etwas wagen, wägen Sie dem Grunde nach ab, ob die Talente oder Ressourcen, die Sie für die Erreichung eines Zieles einsetzen, ausreichen, um eben dieses Ziel zu erreichen. Oder Sie setzen schlicht und ergreifend

–im besten Falle ALLE- Ihre Fähigkeiten und Möglichkeiten ein, um ein Ziel zu erreichen. Wer etwas „versucht" hält sich die Option des Scheiterns offen. Man behält sich eine vermeintliche Rückzugsmöglichkeit vor… Wenn es dann nicht klappt heißt es: „Na immerhin habe ich es versucht…"[15] oder „Vielleicht habe ich beim nächsten Mal mehr Glück…".

Und damit kommen wir auch schon zum letzten Punkt in diesem Kapitel: Der Umgang mit Glück".

Als Glück bezeichnen wir ja klassischerweise einen positiven Umstand, der tendenziell dem Zufall zuzuschreiben ist. Ein nicht unwesentlicher Umstand, der bei Ihren Unternehmungen aber eine wichtige Rolle spielt bzw. spielen sollte, ist die Wahrscheinlichkeitsrechnung, explizit das Gesetz der hohen Zahl, wie von vielen Autoren betont wird: Wer oft scheitert, erhöht seine Chance, beim nächsten Unterfangen erfolgreich zu sein… Vorausgesetzt, man bleibt am Ball! Das Prinzip ist ganz einfach: Beide Ereignisse treten bei ausgewogenen bzw. gleichen Voraussetzungen auch mit der gleichen Wahrscheinlichkeit ein. Nehmen Sie beispielsweise einen Würfel. Jede der sechs Zahlen hat die gleiche Chance gewürfelt zu werden. Je öfter Sie würfeln, desto mehr relativiert sich das „Glück" zu Ihren Gunsten.

Wenn Sie also beharrlich ein Ziel verfolgen und die erforderlichen Fähigkeiten mitbringen, müssen Sie irgendwann

---

15 Cäsar soll bei einem seiner Feldzüge alle Rückzugsmöglichkeiten ausgeschlossen haben, indem er alle Schiffe, die die Truppen transportiert haben, verbrennen ließ… Das ist konsequent: Wäre er gescheitert, wäre er am Ende gewesen!

auch zwangsläufig auch erfolgreich sein. Bitte verstehen Sie mich nicht falsch, Sie können grundsätzlich alles erreichen, aber Sie müssen natürlich wenigstens ein Mindestmaß der entsprechenden Voraussetzungen erfüllen und dann –je nach persönlicher Voraussetzung- hart und kontinuierlich bzw. konsequent an diesem Ziel arbeiten... Zumindest dann, wenn Sie dieses Ziel auf ehrliche Weise erreichen wollen[16].

Scheuen Sie sich aber nicht davor, flexibel zu sein: Viele Dinge, die wir uns vornehmen können uns überfordern, weil wir mit großen Widerständen –manchmal sogar aus der eigenen Familie- zu kämpfen haben. Selbstverständlich ist es wichtig durchzuhalten: Sie müssen sich selber treu bleiben, Ihre Ziele und Träume gehören Ihnen! Und die dürfen Sie sich nicht nehmen lassen... Aber Sie sollten die Möglichkeit wahrnehmen, einen eingeschlagenen Weg zu überdenken... Oftmals können wir sogar durch kleine Umwege unsere Ziele schneller erreichen, als wenn wir den direkten Weg einschlagen würden. Das mag paradox klingen, aber oftmals fehlt uns eine wichtige Schlüsseleigenschaft, die wir erst noch erlangen müssen, bevor wir unser Ziel erreichen. Dadurch dass wir andere Lösungswege beschreiten haben wir die Möglichkeit, neue Denkweisen kennenzulernen und letztlich auch neue Chancen zu entwickeln.

---

16 Hier wird oft das Beispiel „Wenn Sie Papst werden wollen..." angeführt und dass Sie keine Chance haben, wenn Sie weiblich, evangelisch oder was auch immer sind. Naja, abgesehen davon, dass das nicht gerade das attraktivste Ziel für viele Menschen ist, sagen wir mal, dass Johannes Anglicus, der der Legende nach eine Frau gewesen sein soll, es auch irgendwie geschafft hat... Und wer hätte vor 200 Jahren gedacht, dass ein schwarzer Präsident der USA wird?

Die wesentliche Voraussetzung hierzu ist Veränderung. „Moment, ich soll mir doch selber treu sein!" könnten Sie jetzt zu Recht einwenden. Ja natürlich, das sollen Sie bitte auch unbedingt. Daher ist es wichtig, dass Sie sich von sich aus ändern. Das können Kleinigkeiten sein, wie zum Beispiel morgens im Auto den Radiosender zu wechseln oder in einem anderen Geschäft einzukaufen, denn nur dann können Sie frei entscheiden. Tun Sie das nicht von sich aus, sind Sie Ihrer Umwelt gnadenlos ausgeliefert! Dann müssen Sie sich verändern, ob Sie wollen oder nicht... Tun Sie das nicht, laufen Sie Gefahr „vom Markt zu verschwinden". Also werden Sie von sich aus aktiv und üben Sie für den „Ernstfall", wo immer es Ihnen möglich ist.

Das wichtigste in Kürze

- Egal, welche Lebensumstände gerade vorherrschen: Sie können Ihr Leben verändern. Sofort... Das Einzige, das Sie tun müssen ist zielgerichtet handeln!

- Seien Sie hartnäckig! Sie werden hin und wieder sicherlich gegen Mauern anrennen müssen... oder Windmühlen... Verändern Sie Ihre Sichtweise und Sie verändern Ihre Umgebung. Bleiben Sie dran!

- Überlegen Sie, wie Sie sich selber Chancen schaffen können, wenn sich augenscheinlich gerade keine Chance bietet. Überlegen Sie die nötigen Schritte, die Sie näher zu Ihren Zielen bringen!

- Bewerben Sie sich auf Stellenangebote, die Sie interessieren. Verschieben Sie solche Bewerbungen nicht nur deshalb, weil Sie meinen, (noch) nicht ausreichend qualifiziert zu seien. Betonen Sie Ihre Stärken und überlegen Sie, wie Sie vermeintliche Defizite ausgleichen könnten.

- Wenn Sie absagen kriegen, geht die Welt nicht unter... Versuchen Sie es weiter, bis es klappt!

- Seien Sie bereit, Veränderungen in Ihrem Leben zuzulassen und werden Sie selber aktiv. Nutzen Sie die Gelegenheit, selbst zu entscheiden, was und wie Sie etwas ändern wollen: Hören Sie andere Musik, essen Sie hin und wieder auswärts oder fahren Sie in einen anderen Urlaubsort!

Kapitel 6

Auf Sieg spielen – Risiken minimieren durch Risikomanagement

„Wir sind zu jedem Risiko bereit, von dem wir glauben, dass es unsere Sicherheit erhöht."

Wolfram Weidner (*1925)

Wissen Sie, was das gute an einem Plan ist? Sie können alles, sogar Fehlschläge, einkalkulieren. Und wenn diese eintreten sollten, lägen Sie immer noch im Zielbereich. Ist das nicht toll?

Hier liegt eigentlich das ganze Geheimnis erfolgreicher Strategien: Sie verfügen über einen „Plan B", der Alternativen und Rückschläge zulässt, ohne das gesamte Projekt zum Scheitern zu bringen. Wie das funktionieren soll? Nun, lassen Sie uns das ganze näher betrachten...

Ein Plan ist nichts weiteres, als eine geistige Vorwegnahme künftigen Geschehens. Das bedeutet, dass Sie –sobald Sie einen Plan entwickeln- Sie alles bereits in Gedanken durchspielen. Sie stellen sich vor, wie alles perfekt läuft. Sie sehen vor Ihrem geistigen Auge, wie toll das Ergebnis aussieht, Sie spüren die Freude in sich, die Befriedigung, das geplante erreicht zu haben. Sobald Sie einen Plan machen, ist das Geschehen demnach in Ihrem Geiste bereits realisiert worden.

Soweit klingt das ja schon einmal ziemlich gut, was? Da kann ja eigentlich nichts mehr schief gehen... Eigentlich... Richtig, eigentlich, ABER: Sie können gar nicht alles beeinflussen und es läuft in den seltensten Fällen so wie man sich das vorstellt. Und hier kommt ein cleveres Risikomanagement ins Spiel. Hier ist es zunächst einmal von Bedeutung zu klären, was Risiko überhaupt ist: Nichts anderes nämlich, als die realistische Möglichkeit, dass von der Zielplanung abgewichen wird. Von Risiko im klassischen Sinne spricht man meist dann, wenn diese Abweichung negativ ist. Ist die Abweichung positiv, nennen die Experten das „Chance". Und erneut... ABER: Auch eine positive Abweichung ist eine Abweichung und kann uns genauso (über)fordern, wie eine negative Abweichung! Denken Sie nur mal daran, wie es wäre, wenn Sie fest damit rechnen, dass Sie am Jahresende „Weihnachtsgeld[17]" erhalten. Worin besteht denn das Risiko? In erster Linie wahrscheinlich darin, dass Ihr Arbeitgeber Ihnen die „Lange Nase zeigt" und die Sonderzahlung –aus Kostengründen versteht sich- streicht. Oder er zahlt Ihnen so viel, dass die Steuer alles auffrisst... Dann hätten Sie zwar ein „Mehr" auf dem Papier, aber aufgrund der Steuerprogression möglicherweise weniger auf dem Konto.

Sie sollten also im Vorfeld überlegen, welche Vor- und Nachteile bzw. Auswirkungen sich aus Ihren Handlungen ergeben können. Hierbei sollten Sie jedoch beachten, dass Sie nicht alle Risiken beeinflussen können. Einige Ursachen für die Entstehung von Risiken sind von Ihnen verantwortbar. Das sind

---

17 In einigen Branchen auch „Jahressonderzahlung", „Jahresbonus" -oder so ähnlich- genannt.

die sogenannten endogenen Faktoren. Hierunter fallen alle Ursachen, die unmittelbar mit Ihnen, Ihrem Verhalten, Ihrem direkten Umfeld usf. in Verbindung stehen. Diese Dinge könnten Sie –zumindest theoretisch- mühelos ändern. Andere Faktoren wiederum können jedoch nicht von Ihnen beeinflusst werden. Das sind die äußeren, die sogenannten exogenen, Faktoren[18]. Diese sollten Sie bei Ihrer Planung zumindest dann berücksichtigen, wenn diese Auswirkungen auf Ihre Vorhaben haben könnten. So wäre zum Beispiel zu überlegen, ob es sinnvoll wäre, während einer Rezession mit bestimmten Waren oder Dienstleistungen an den Markt zu gehen.

Grundsätzlich haben Sie natürlich die Möglichkeit, Risiken zu vermeiden. Dann unternehmen Sie am besten gar nichts... Wer nichts tut, geht auch kein Risiko ein. Glauben Sie, auf diese Weise Ihren Zielen näher zu kommen? Eine weitere Möglichkeit besteht darin, Risiken zu vermindern. Wie das funktionieren soll? Es ist ganz einfach: Handeln Sie doppelt! Hä? Wie doppelt? Wie soll denn das Risiko vermindert werden, wenn ich zweimal das gleiche mache? Darum geht es im Endeffekt: Wenn Sie etwas unternehmen, machen Sie niemals mehrmals das gleiche. Sie können gern etwas Ähnliches tun, aber niemals das gleiche! Wenn Sie beispielsweise Aktien kaufen wollen, dann können Sie Ihr Risiko vermindern, indem Sie zwei unterschiedliche Papiere aus unterschiedlichen Branchen erwerben. Seien Sie in Ihren Überlegungen ruhig

---

18 Abgesehen von der Chaostheorie bzw. dem Schmetterlingseffekt, wonach der Flügelschlag eines Schmetterlings einen Tornado verursachen kann... Das würde hier aber alles zu tief gehen und zu meiner Schande muss ich gestehen, dass ich in der Thematik nicht besonders sicher stehe.

kreativ. Viele Tätigkeiten, die als vermeintliches zweites Standbein gedacht waren, wurden schließlich zu einer Haupttätigkeit im Leben vieler Menschen! Überlegen Sie am besten, was für Sie naheliegend ist. Weitere Möglichkeiten liegen in der Überwälzung und in der Übernahme von Risiken. Ersteres können Sie z.B. durch den Abschluss von Versicherungen bewerkstelligen. In diesem Falle verlagern Sie das Risiko eines Schadensfalles gegen Entgelt auf ein Versicherungsunternehmen aus. Letztere Möglichkeit, die Übernahme von Risiken, findet wahrscheinlich tagtäglich statt. Oftmals sind wir uns dessen nicht bewusst oder die Wahrscheinlichkeit für den Eintritt der Risiken ist dermaßen gering, dass wir diese seltener wahrnehmen. So gehen Sie z.B. täglich das Risiko ein, als Autofahrer zu den etwa 3.300 Verkehrstoten pro Jahr zu zählen…

Eine der denkbar schlechtesten Möglichkeiten im Umgang mit Risiken ist sicherlich die Risikovermeidungsstrategie. Das bedeutet im übertragenen Sinne nichts anderes, als völlig untätig zu bleiben… „Wer nichts macht, macht nichts verkehrt!" gilt entsprechend auch in die andere Richtung: Wer nichts verkehrt macht, macht in der Regel nichts… Mit anderen Worten: Haben Sie Mut, auch mal Fehler zu machen. Fehler sind eine unglaublich großartige Gelegenheit zu lernen und Erfahrungen zu sammeln. Wir alle machen Fehler, mal größere, mal kleinere, mal wenige, mal viele… Grundsätzlich ist das Fehlermachen nichts Schlimmes… soweit wir daraus lernen.

Aber nicht jeden Fehler müssen wir selber machen. Vor allem, wenn unsere Existenz davon abhängt, sollten wir es tunlichst vermeiden, bestimmte Fehler zu machen, die andere schon vor uns begangen haben. Wie gesagt, wenn man eigene Fehler macht, fördert das –hoffentlich- den Lernprozess.

Das Risiko an sich liegt nicht in der Art und der Anzahl der Fehler, die wir begehen oder meinen, begehen zu müssen. Oftmals ist nämlich eines der größten Risiken schlichtweg ein Mangel an Informationen. Man kann sein Risiko also schon erheblich verringern, wenn man sich ausreichend über ein Thema, das man angehen möchte, informiert und erst dann handelt! Wichtig ist in diesem Zusammenhang, auch selbst zu agieren. Sie müssen lediglich Fehler, die andere gemacht haben, nicht noch einmal begehen. Viele Menschen geben auf, wenn Sie nach einem Fehlversuch gescheitert sind... Tun Sie das bitte nicht! Viele Erfolge haben sich in der Vergangenheit erst nach sehr vielen Fehlern eingestellt... Und stellen Sie sich bitte einmal vor, wie die Welt heute aussähe, wenn Herr Edison nach dem ersten Fehlversuch aufgehört hätte, die Entwicklung der Glühbirne zu stoppen....

Das wichtigste in Kürze

- Überlegen Sie bei wichtigen Entscheidungen, welche Konsequenzen Ihr Handeln haben kann... prüfen Sie, ob ggf. weitere Optionen in Betracht kommen.

- Müssen Sie alle Risiken wirklich selber eingehen? Vielleicht können Sie neben Aufgaben auch Risiken delegieren?

- Setzen Sie nicht alles auf eine Karte, wenn es nicht zwingend erforderlich ist. Streuen Sie Ihr Risiko möglichst breit!

- Wägen Sie ab, welcher Nutzen dem jeweiligen Risiko gegenübersteht. Überwiegt der Nutzen oder das Risiko? Entscheiden Sie dann!

- Haben Sie auch den Mut Risiken einzugehen! Hieraus können sich großartige Chancen ergeben... Denken Sie daran: „No Risk – No Fun!"

Kapitel 7

Spielen Sie Ihre Rolle - Die Bedeutung des zwischenmenschlichen Status

„Wenn ich Hundefutter verkaufen will, muss ich erst einmal die Rolle des Hundes übernehmen; denn nur der Hund allein weiß ganz genau, was Hunde wollen."

Ernest Dichter (1907-1991)

Immer dann, wenn wir mit anderen Menschen zusammenkommen, kommt es irgendwann zu Interessensunterschieden. Jeder Mensch ist individuell veranlagt, das ist wunderbar! So kann jeder die eine oder andere Nische in der Gesellschaft ausfüllen, ohne anderen in die Quere zu kommen. Aber was passiert, wenn es Überschneidungen gibt? Es lebt ja nun mal nicht jeder für sich allein in einer Gesellschaft. Und in der Gesellschaft hat man in der Regel ein ständiges Geben und Nehmen. Manchmal gibt es dann die eine Spezies Mensch, die mehr nimmt und manchmal die andere, die bereit ist, viel mehr zu geben. Und dann gibt es wiederum solche, die immer nur nehmen wollen. Und das dann um jeden Preis. Die anderen sind egal, Hauptsache ICH, ICH, ICH......!

Manche Menschen tun dies ständig und offen, ohne auch nur den Anflug eines schlechten Gewissens zu haben. Dabei bietet uns ständig jede individuelle Lebenssituation eine neue Möglichkeit, unseren Status neu zu verhandeln. Und so haben wir die Wahl, ob wir durch unser Auftreten sympathisch wirken und respektiert werden, ob wir hohen Respekt dafür aber weniger Sympathie erfahren, sehr sympathisch aber wenig respektvoll sind oder weder respektiert noch als sympathisch empfunden werden.

Erstrebenswert und ideal in diesem Zusammenhang ist sicherlich die Kombination „sympathisch und respektiert", oder? Die Frage die sich in diesem Zusammenhang stellt ist dann, wie man diesen Zustand erreicht. Immerhin werden wir ja mal aller Wahrscheinlichkeit nach mal in der Rolle des „Überlegenen" und mal in der Rolle des „Unterlegenen" sein. Wichtig ist jedoch, dass egal in welcher Position wir sind, wir stets versuchen sollten, unseren inneren Status hochzuhalten. Gleichzeitig ist es sinnvoll, den äußeren Status möglichst niedrig zu halten. Schon Friedrich der Große wusste darum, weshalb er sich selbst als „den ersten Diener des Staates" bezeichnete. Gerade dadurch hat er es geschafft, Sympathien in der Bevölkerung zu sammeln und trotzdem als König und Feldherr –auch von den anderen Großmächten seiner Zeit- anerkannt und respektiert zu werden.

Ihnen selbst obliegt die schwierigste Aufgabe im „Status-Spiel": Sie müssen ehrlich -und vor allem authentisch- Ihre Rolle spielen und gleichzeitig Ihre Interessen verteidigen und durchsetzen.

Aber der Status, den wir einnehmen, wirkt nicht nur auf andere. Durch die Festlegung unserer Ziele und die authentische Darbietung unserer Rolle, entwickeln wir unsere eigene Persönlichkeit. Und damit vermögen wir letztlich auch uns selbst zu überzeugen und anzuspornen. Wir entwickeln das erforderliche Selbstbewusstsein, um größere Herausforderungen anzunehmen und werden so immer geschickter im Umgang mit unseren eigenen Wünschen. Dabei geht es nicht darum, andere Menschen zu manipulieren[19]! Sie sollen „lediglich" mit Hilfe Persönlichkeit Ihre Mitmenschen für sich gewinnen. Und das bedeutet harte Arbeit. Denn Sie müssen so auf andere wirken, dass diese sie unterstützen <u>wollen</u>. Wenn Sie in einer Position angelangt sind, in der die Gruppe, in der Sie sich bewegen akzeptiert, sind Sie auf einem guten Weg. Denn dann können Sie sich wohlfühlen und neue Ideen entwickeln. Das wiederum beflügelt Ihre Wirkung auf andere und das wiederum beeinflusst Ihren Status in der Gesellschaft.

Ein gravierender Aspekt, auf den Sie im Hinblick auf Ihre Rolle stets achten sollten, ist die Körperhaltung. Vor allem Ihre Gestik und Mimik können unbewusst Ihren inneren Status nach außen dokumentieren. Ebenso automatisch erfolgt die Deutung durch unsere Mitmenschen. Zwar können einige körpersprachliche Signale mit ein wenig Übung bewusst gesteuert werden. Insbesondere Stimmlage, Wortwahl und bestimmte Körperhaltungen können trainiert werden. Für die

---

19 Sorry, aber durch Manipulationen werden Sie nie wirklich erfolgreich. Derartige Versuche werden höchstwahrscheinlich wie ein Bumerang zurückkommen, deshalb versuchen Sie am besten gar nicht erst, auf diese Weise auf Ihre Mitmenschen einzuwirken. Seien Sie die Persönlichkeit, die sind. Dann werden andere Sie und Ihre Wünsche respektieren.

unbewusste Körpersprache ist es jedoch wichtig, unsere Persönlichkeit auf einen hohen Status einzustimmen. Das wird am besten durch ein ausgeprägtes Selbstbewusstsein möglich sein. Dann wird das Erfolgsband automatisch im Hintergrund abgespielt und wir können, ohne uns zu verstellen, authentisch unsere Rolle spielen.

Und wie gesagt, es kommt nicht darauf an, Recht zu haben! Lassen Sie auch mal Fünfe grade sein. Sie können nicht immer alles wissen. Aber vertreten Sie Ihre Meinung ruhigen Gewissens, ohne sich zu verbiegen. Sie müssen nicht zu allem ja und amen sagen, wenn Sie das nicht ehrlich so meinen.

Essentiell für Ihren Erfolg und auch für Ihre eigene Persönlichkeit ist es, dass Sie die Ihnen zugedachte Rolle nicht wie ein Schauspieler ausüben. Sie sollen niemand anderes spielen, Sie sollen Sie selbst sein! Und zwar so, wie das Drehbuch des Lebens das für Sie vorgesehen hat. Ihr Ziel sollte dabei nicht darin bestehen, dass Sie immer gut aussehen, sondern dass Sie respektiert werden!

Und noch eine Bemerkung am Rande: Es ist sehr wohl wichtig, was andere über Sie denken! Zwar geht es um Ihr Leben, aber der Mensch ist ein soziales Wesen. Aussagen wie "Es kann Ihnen egal sein, was andere von Ihnen denken, Hauptsache Sie bleiben Ihrer Linie treu", stimmen tatsächlich nur bedingt! Denn Ihr Erfolg ist immer auch von den anderen abhängig und davon, wie andere Sie sehen. Seien Sie individuell, vielleicht unkonventionell aber halten Sie sich an die Regeln der Gesellschaft, der Sie zugehören oder zugehören wollen! Zwar ist es natürlich, aber niemand würde wohl ernsthaft bei einem

Geschäftsessen mit potenziellen Partnern rülpsen und pupsen... Gutes Benehmen hat noch nie geschadet. Vor allem bei einigen Berufen bestehen zumindest einige Mindesterwartungen, die erfüllt sein müssen. Das ist aber lediglich der Rahmen. Wie Sie diese Erwartungen letztlich erfüllen, darin liegen die Kunst und die Chance, Ihre Individualität einzuflechten.

Zeigen Sie sich einfach von Ihrer besten Seite und übertreiben Sie nicht. Zumindest nicht allzu sehr. Dann kann eigentlich nichts schiefgehen...

Abschließend bitte ich Sie noch folgenden Umstand zu berücksichtigen: Viele Menschen orientieren sich daran, was sich im sozialen Gefüge bewährt hat. Dies gilt sowohl in positiver als auch in negativer Hinsicht... Menschen tun häufig das, was die meisten anderen Menschen auch tun. Hierbei ist es egal, ob es sich um nützliches oder schädliches Verhalten handelt. Dabei ist oft zu beobachten, dass wir uns nach und nach dem Durchschnitt anpassen, wenn wir nicht einen entsprechenden Impuls erhalten, dass wir das richtige tun. Aus diesem Grunde sollten Sie unbedingt darauf achten, dass Sie sich hin und wieder einfach selbst bestätigen. Dies können Sie am besten dadurch gewährleisten, indem Sie sich mit Menschen umgeben, die Ihren Idealen entsprechen und an denen Sie Ihre Erfolge messen können. „Aber soll doch individuell sein und mich nicht mit anderen vergleichen!" werden Sie jetzt wahrscheinlich berechtigterweise einwenden. RICHTIG! Sie sind Sie und sollen das auch bleiben. Aber um zu wachsen brauchen Sie hin und wieder einfach einen Impuls von außen... Hierbei geht es nicht um den klassischen Wettstreit, sondern schlichtweg um eine Kontrolle IHRER INDIVIDUELLEN Leistung... Wenn Sie sich vornehmen, den 100-Meter-Sprint unter 7 Sekunden zu laufen, orientieren Sie sich an der Stoppuhr. Und dann müssen Sie arbeiten, bis Sie dieses Ziel erreicht haben... Die Uhr ist gnadenlos und spiegelt Fakten wieder. Nicht mehr und nicht weniger! Wenn Sie nun sagen „Ok, die 7,5 tut's auch…." minimieren Sie. Und ehe Sie sich versehen haben, haben Sie Ihr Ziel immer weiter angepasst, bis Sie schließlich beim Durchschnitt angekommen sind. Dann probieren Sie nicht weiter, Ihre persönliche Bestzeit zu verbessern. Sie brauchen also Vorbilder, die wie die Stoppuhr funktionieren und Ihre Motivation aufrechterhalten... Und zwar nur für das betrachtete Kriterium, nicht mehr und nicht weniger...

Das wichtigste in Kürze

- Seien Sie sich über Ihre Ziele im Klaren! Sie müssen wissen, was Sie wollen. Nur wenn Sie wissen, was Sie tatsächlich wollen, können Sie ein authentisches Bild abgeben und widerspruchsfrei handeln.

- „Der Ton macht die Musik…" Sie müssen nicht nur wissen, was Sie sagen wollen, Sie müssen auch wissen, wie Sie mit den anderen kommunizieren müssen. Versuchen Sie sich doch mal in Diplomatie.

- Versuchen Sie, nicht immer Recht haben zu müssen! Zumindest nicht vor anderen. Akzeptieren Sie andere Sichtweisen und beziehen Sie diese in Ihre Überlegungen mit ein. Vielleicht gibt es die Möglichkeit, fremde Ideen in Ihre Zielplanung einfließen zu lassen? Sie geben anderen ein tolles Gefühl und gleichzeitig kommen Sie Ihren Zielen näher.

- Suchen Sie sich für bestimmte Kriterien, an denen Sie arbeiten wollen Vorbilder… Imitieren Sie diese nicht, sondern nutzen Sie nur deren Leistung auf einem bestimmten Gebiet als Vorlage, um sich kontinuierlich zum Wohle der Allgemeinheit zu verbessern!

- Seien Sie immer Sie selbst! Verstellen Sie sich nicht und seien Sie individuell!!! Trauen Sie sich, vom Durchschnitt abzuweichen!

Kapitel 8

Die Entdeckung Ihrer Motivation – Finden Sie die für Sie richtigen Ziele!

„Fleiß für die falschen Ziele ist noch schädlicher als Faulheit für die richtigen."

Peter Bamm (1897-1975)

Wenn Sie erstmal wissen was Sie wollen, haben Sie eigentlich schon einen sehr guten Grundstein für Ihren Erfolg gelegt. Aber Vorsicht: Vieles, von dem wir glauben dass wir es wollen, wollen wir in Wahrheit gar nicht immer. Viele Ziele entstehen aus dem Bedürfnis, jemand anderem zu gefallen oder eine bestimmte Erwartungshaltung an uns zu befriedigen. Hinzu kommt noch, dass meist hinter einem vermeintlichen Herzenswunsch, die Sehnsucht nach etwas ganz anderem steht.

Wichtiger als alles zu kriegen, was wir wollen oder zu erreichen was wir uns vornehmen ist es also, herauszufinden was sich wirklich für uns gut anfühlt. Gehen Sie mal bitte in sich: Wäre es besonders spannend, wenn Sie -egal was Sie anfangen- alles so liefe, wie Sie sich das vorgestellt haben? Das wäre doch ehrlich gesagt ziemlich langweilig, oder? Ohne den Reiz, uns anstrengen zu müssen, wäre doch die Motivation sich anzustrengen gar nicht mehr vorhanden. Wozu auch!? In der Folge würden wir auch gar keine Möglichkeit mehr haben uns weiterzuentwickeln und in unserer Persönlichkeit zu wachsen. Das wäre mit Sicherheit ein derart stumpfsinniges Leben, dass man jegliche Freude verlieren könnte[20].

Nicht zuletzt auch aus dem Grund, spätere Enttäuschungen zu vermeiden, stellt sich letztlich die Frage, was Ihnen wirklich wichtig ist. Das wiederum bedeutet, dass Sie die Hintergründe Ihrer Ziele hinterfragen müssen und nicht einfach erbarmungslos einem vordergründigen Ziel hinterherzujagen, nur um am Ende festzustellen, dass Ihnen dieses gar nichts bringt. Wenn Sie also beispielsweise für sich beschließen, dass Sie gerne Millionär wären, fragen Sie sich ganz einfach nach dem WARUM. Vielleicht kommen Sie zu dem Ergebnis, dass Sie gerne fremde Länder besuchen und fremde Kulturen kennenlernen möchten und dafür halt das nötige Kleingeld und Zeit benötigen. Aha, das klingt erstmal logisch. Auf den ersten Blick. Aber können Sie wirklich ernsthaft wissen, dass Sie, wenn Sie dieses Ziel erreicht haben, tatsächlich mehr Zeit dafür zur Verfügung haben? Wissen Sie, ob Sie es dann noch können? Vielleicht haben Sie sich bis dahin „kaputtgearbeitet" oder es kommen Ihnen andere Verpflichtungen dazwischen. Sinnvoller

---

20 Kennen Sie die Sage von König Midas? Das war der Bursche, der alles, was er anfasste, in Gold verwandeln konnte. Leider auch alles ess- und trinkbare, so dass er beinahe verhungert wäre. So oder so ähnlich dürfte es aussehen, wenn man „geistig verhungert". Und das schlicht und ergreifend deshalb, weil man nicht in ausreichendem Maße gefordert wird. Schrecklich, nicht wahr?

wäre es wahrscheinlich eher, einen Beruf zu wählen, bei dem Sie diesen Wünschen nachgehen können.

Vielleicht sagen Sie aber auch: „Ich möchte anderen Menschen helfen! Dafür benötige ich Zeit und Geld!" Stimmt! Bedingt... Es gibt viele Arten zu helfen. Manchmal ist ja sprichwörtlich der Weg das Ziel. Wenn Sie also z.B. nicht gleichzeitig Zeit und Geld aufbringen können, um Ihr Anliegen zu fördern, vielleicht tut es ja auch eventuell erst einmal eines von beiden.

Wenn Sie das WARUM geklärt haben, fehlt Ihnen eigentlich nur noch ein Bruchteil für die Umsetzung Ihrer Ziele. Was jetzt noch fehlt ist das WIE. Sie müssen sich überlegen, wie Sie Ihre Ziele erreichen können. Das WIE ist der Masterplan für Ihren Erfolg. Hier legen Sie fest, welche Schritte Sie unternehmen müssen, um das gewünschte Ziel zu erreichen.

Wenn Sie sich intensiv mit Ihrer Planung beschäftigen, werden Sie unter Umständen feststellen, dass mit Hindernissen zu rechnen ist. Diese sollten dann allerdings kein gravierendes Problem mehr darstellen, weil Sie ja dann wissen, dass Sie da etwas erwartet, also alles planmäßig verläuft. Im Idealfall können Sie sogar absehen, was konkret zwischen Ihnen und Ihrem Ziel steht und entsprechende Lösungsstrategien entwickeln.

Wichtig ist insoweit nur, dass Sie Ihre persönlichen Motive im Blick behalten. Nur wenn Sie ein Ziel[21] haben, dass Ihrem innersten Ich entspringt, können Sie wirklich mit Leib und Seele

---

21 Das gilt selbstverständlich auch für mehrere verschiedene Ziele!

bei der Sache bleiben, ohne Angst haben zu müssen, nach Erreichen ebendieser festzustellen, dass es gar nicht das war, was Sie eigentlich wollten. Wenn Sie jedoch einen Herzenswusch haben, der Ihrem innersten Wesen entspringt und sich diesen schließlich erfüllen, dann dürfte es Ihnen relativ egal sein, ob Sie nebenbei noch zusätzliche Belohnungen –z.B. in Form eines höheren Einkommens- erzielen.

Wenn Sie glauben, ein Ziel sei für Sie nicht erreichbar, weil Sie denken, Sie seien nicht qualifiziert genug oder Sie hätten nicht die entsprechende Zeit, Ihr Ziel zu verfolgen, überlegen Sie sich doch bitte einfach mal, ob es nicht sinnvoll wäre, Ihr Ziel zu unterteilen. Der Vorteil liegt darin, dass Sie entsprechendes Selbstvertrauen aufbauen können, wenn Sie einzelne Etappen gemeistert haben, was Sie wiederum beflügelt weiterzumachen und am Ball zu bleiben. Grundsätzlich sollten Sie für sich ruhig sehr große Ziele setzen, an deren Umsetzung Sie arbeiten können. Nehmen Sie sich bitte im Vorfeld genügend Zeit, große Ziele für sich zu definieren und erarbeiten Sie einen Masterplan. Es lohnt sich, das kann ich Ihnen versprechen. Grundsätzlich gilt, je größer das von Ihnen gesetzte Ziel, desto größer wird Ihr gefühlter Erfolg, je näher Sie diesem Ziel kommen.

Nur eine Bitte habe ich in diesem Zusammenhang: Bleiben Sie realistisch! Zwar sollte man sich nie selber beschränken, allerdings sind manche Ziele wesentlich schwieriger zu erreichen als andere oder sogar gar nicht. Unmöglich sind mit Sicherheit -oder zumindest augenscheinlich und nach dem heutigen Stand der Wissenschaft- solche Dinge wie „den Tod beim Spielen besiegen" oder „Superman's Hitzeblick". Allerdings sind solche Absichten, die noch vor fünfzig Jahren undenkbar waren heute zumindest theoretisch möglich. Wenn Sie also eine Unterwasserkolonie bauen oder den Mars besiedeln wollen, ist das zwar nicht zwingend unrealisierbar aber wohl doch mit sehr, sehr, sehr viel Anstrengung verbunden und man benötigt eine gehörige Portion Selbstbewusstsein und Ausdauer um nicht frühzeitig das Handtuch zu schmeißen!

Nicht weniger wichtig ist es in diesem Zusammenhang, sich einmal gesteckte Ziele im wahrsten Sinne des Wortes „vor Augen zu führen". Stellen Sie sich vor Ihrem geistigen Auge vor, wie Sie Ihr Ziel oder Ihre Ziele erreichen. „Erinnern" Sie sich außerdem, wie Sie Ihre Ziele „erreicht haben". Erst wenn Sie einen realisierbaren Plan erstellen, wird Ihr Herzenswunsch zu einem echten Ziel. Allerdings wird ein Ziel nur dann erstrebenswert, wenn Sie hieraus einen Herzenswunsch machen! So schließt sich der Kreis. Selbst wenn der ein oder andere einwenden möge, dass das eine platte Aussage sei, so empfehle ich Ihnen doch dringend, das nicht aus den Augen zu verlieren. Wer seine Ziele nur halbherzig verfolgt, der verliert sie irgendwann aus den Augen. Wenn jemandem das zu oft „passiert", resigniert diese Person und steckt sich schließlich keine Ziele mehr. Warum auch, die sind ja sowieso zum Scheitern verurteilt... Laden Sie also unbedingt Ihre Wünsche, Ziele und Träume emotional auf! Fühlen Sie, wie gut sich das erreichte anfühlt. Nutzen Sie dabei alle Sinne: Stellen Sie sich die Freude, den Stolz vor, wenn Sie an die Erreichung eines angestrebten Zieles denken, riechen und schmecken Sie die Luft dieser Freiheit….

Ein weiteres Wort in diesem Zusammenhang: Planen Sie bitte in jedem Fall das, was Sie wirklich wollen! Viele Menschen wissen meist nur, was sie nicht wollen. Damit begrenzen sie sich selbst und investieren dann ihre Mühen in Projekte, wie sie verhindern können, nicht zu kriegen, was sie nicht wollen. Klingt komisch? Ist es auch! Nichts ist demotivierender, als sich mit irgendwelchen Dingen abzuplagen, nur um dann am Ende festzustellen, nichts erreicht zu haben. Planen Sie daher bitte immer vorwärtsgerichtet und positiv! Spielen Sie auf Sieg, nicht auf die Vermeidung der Niederlage. Wer auf Sieg spielt, gibt die Richtung vor, wer nur versucht, die Niederlage zu umgehen, reagiert auf Gegebenheiten und muss deshalb stets abwarten, bis er am Zug ist.

Man kann es sich kaum vorstellen, aber viele Menschen erreichen Ihre Ziele nicht, obwohl diese eigentlich sogar relativ leicht umsetzbar wären… Warum das der Fall ist? Weil es schlicht und ergreifend keinen guten Grund dafür gibt, eben diese Ziele zu erreichen, mögen diese noch so edel sein. Was nämlich noch entscheidend hinzukommen muss: Man muss für sein Ziel brennen… im übertragenen Sinne natürlich… Nur etwas, dass Sie wirklich von ganzem Herzen wollen kann Sie tatsächlich jahrelang fesseln! Hierfür müssen Sie sich im Klaren darüber sein, warum Sie ein bestimmtes Ziel erreichen wollen. Es muss über allem „strahlen". Wenn das geklärt ist, heißt es, nach Wegen Ausschau zu halten. Weil Ihr Ziel über allem thront und Ihr Denken und Handeln beeinflusst, werden Sie bald unterschiedliche Möglichkeiten erkennen, um am Ball bleiben zu können. Wenn Sie in eine Sackgasse kommen sollten, bleibt noch ein anderer Weg. Aber denken Sie daran: Nur wenn Sie Ihr Ziel vor Ihrem geistigen Auge haben, haben Sie einen Fixpunkt... Dann können Sie Ihren Weg gehen. Ihr Ziel-Kompass wird Sie automatisch auf der richtigen Route führen. Manchmal vielleicht über Umwege, aber immer zu dem, was Sie am meisten ersehen!

Und ganz wichtig: Ergreifen Sie die Initiative! Sie müssen unbedingt und vor allem zielgerichtet handeln! Wenn Sie nur reagieren, können Sie nicht planen und können Sie sich nicht auf das Wesentliche konzentrieren. Wenn Sie in einer solchen Situation stecken sollten, durchbrechen Sie diesen Teufelskreis und werden Sie aktiv! Nur dann können Sie wirklich von innen heraus motiviert sein...

Das wichtigste in Kürze

- Schreiben Sie auf, was Sie erreichen wollen. Suchen Sie anschließend Bilder, die das geschriebene beschreiben, schneiden Sie diese aus und kleben Sie diese in eine leere Kladde. Sehen Sie sich die Bilder immer wieder und wieder an!

- Stellen Sie sich vor, wie es sich anfühlt, das das gewünschte Ziel erreicht zu haben oder den begehrten Gegenstand zu besitzen. Erfüllt es Sie mit Freude, haben Sie ein für Sie hervorragendes Ziel gefunden… Bleiben Sie am Ball!!!

- Verpflichten Sie sich Ihre Ziele zu erreichen! Begründen Sie, warum es wichtig ist Ihre Ziele und Träume zu verwirklichen. Legen Sie einen Plan fest und verfolgen Sie diesen konsequent!

- Begrenzen Sie sich nicht! Nur weil etwas momentan nicht erreichbar SCHEINT, heißt das nicht, dass es später nicht erreichbar wäre! Stecken Sie Ihre Ziele hoch und wachsen Sie mit jedem Schritt auf dem Weg zu Ihrem Ziel. Ihre Persönlichkeit wächst automatisch mit Ihren erreichten Zielen und umgekehrt!

- Werden Sie aktiv und entwickeln Sie Ihren inneren Antrieb!

Kapitel 9

Sie sind bereits erfolgreich! – Der Zusammenhang von Ursache und Wirkung

„Zuhören können, ist der halbe Erfolg."
Calvin Coolidge (1872-1933)

Wir alle lieben Erfolg, stimmt's? Wenn wir an Erfolg denken, sehen wir meist vor unserem geistigen Auge die Reichen und Schönen, Filmstars und Sportprofis in ihren schicken Sportflitzern und eleganten Klamotten. Da werden wir dann neidisch, das wollen wir auch![22] Wir verbinden Erfolg also in der Regel mit etwas positivem. Wenn wir andere dann andere, erfolgreiche Menschen sehen, bewundern wir diese – oder werden neidisch. Oder beides. Weil wir nämlich so toll finden, was andere Menschen erreicht haben glauben wir, dass da etwas ganz besonderes hinter stecken muss und deshalb besondere Fertigkeiten nötig wären, um erfolgreich zu sein. Was die meisten dabei nicht bedenken ist allerdings, dass es eben kein Hexenwerk ist, Erfolge zu generieren. Dem Grunde nach ist Erfolg nämlich nichts anderes als der Zusammenhang zwischen Ursache und Wirkung. Die einzige Frage ist natürlich,

---

22 Geben Sie's ruhig zu, reizvoll ist das doch schon, mit einem schicken Ferrari, Porsche oder was auch immer durch die Küstenserpentinen zu kurven, oder?

ob uns das Ergebnis immer gefällt. Vor diesem Hintergrund müssen wir uns also zunächst die Frage stellen, was wir überhaupt erreichen wollen. Wenn wir diesen Schritt abgeschlossen haben, sind die entsprechenden Ursachen zu suchen, die das gewünschte Ergebnis hervorbringen können. Nehmen wir beispielsweise an, Sie wollen zehn Kilo abnehmen[23]. Damit haben Sie schon mal ein Ziel. Ok, Jetzt kommt man doch der Erreichung schon viel näher, oder? Aber mal ganz ehrlich: Definieren Sie eindeutig! Schreiben Sie Ihr Ziel auf! Verpflichten Sie sich, sonst bleibt Ihr Ziel in Wahrheit nur ein Wunsch! Denn der Teufel steckt wie so oft im Detail. Ganz oft erlebt man nämlich, dass solche vermeintlich vagen Ziele zwar erreicht sind, aber um mal bei dem Beispiel „Abnehmen" zu bleiben: Sie haben nichts erreicht, wenn Sie im Vorfeld -im Angriff auf Ihr Ziel- die zehn Kilo zu packen sich diese zunächst angefuttert haben. Genauso wenig haben Sie erreicht, wenn Sie gar nicht wissen, wozu Sie das ganze machen. Wenn Sie tatsächlich bei dem gewünschten Ergebnis ankommen und nicht wissen, was jetzt folgen soll, fallen Sie in ein Loch. Seien Sie also eindeutig und legen Sie für sich fest, wohin Sie wollen (im Falle „Gewichtsreduzierung" also z.B. Wunschgewicht, Taillenumfang oder was auch immer!) und legen Sie unbedingt schriftlich die Gründe dar, warum Sie Ihr Ziel überhaupt erreichen wollen!

Viele Menschen versuchen das ganze leider auf die umgekehrte Art und Weise. Sie wollen erfolgreich sein,

---

23 Ehrlich wahr, das wollen einige Menschen.

„vergessen" aber das wahre Setzen von Zielen. Sie arbeiten dann zwar sehr hart und hoffen auf den ersehnten Erfolg, erkennen diesen dann aber unter Umständen überhaupt nicht!

Vermeiden Sie das, indem Sie sich selber zur Planung verpflichten und legen Sie die erforderlichen Schritte fest! Wenn Sie die Ziele kennen, die Sie erreichen wollen, können Sie auch darauf hinwirken... Und zwar gezielt. Alles Weitere ist Zufall. Tun Sie sich selber den Gefallen und überlassen Sie dem Schicksal nicht das Feld. Sie sind Ihres Glückes Schmied, so sagt es schon der Volksmund. Aber Sie müssen mehr als das sein: Nämlich Ingenieur, Architekt, Steinmetz, Verwalter und vieles mehr. Das bedeutet, dass es nicht ausreicht, an seinem Glück zu arbeiten. Dies ist zwar erstrebenswert und Sie tun bereits mehr als so mancher Erdenbürger. Aber erst wenn Sie Ihr persönliches Glück geplant haben, können Sie wirklich effizient sein. Denn nur dann macht alles, was Sie tun Sinn und führt Sie näher an Ihr Ziel heran. Gleichzeitig können Sie erkennen, wenn Sie sich durch Ihre Handlung von Ihrem Ziel entfernen oder Dinge tun, die Ihren Zielen schlichtweg nicht förderlich sind.

Das wichtigste in Kürze

- Überlegen Sie, welche Ziele Sie bisher Hatten. Welche Handlungen haben Sie in der Vergangenheit näher an diese Ziele herangeführt? Welche Schritte waren erforderlich, welche haben Sie tatsächlich gemacht?

- Was haben Sie bisher erreicht? Seien Sie stolz darauf! Ihre Ergebnisse machen Sie einzigartig. Jedes erreichte Ziel kann Ihnen wichtige Fähigkeiten vermitteln, die Sie für zukünftige Pläne nutzen können.

- Führen Sie Buch über Ihre Erfolge! Das gibt Ihnen nicht nur Selbstvertrauen, es ermöglich Ihnen auch, einen „Kassensturz" durchzuführen und mehr über Ihre Fähigkeiten und Neigungen zu lernen.

- Planen Sie Ihre Erfolge. Überlegen Sie sich Etappen oder einzelne Schritte, die Sie zu Ihren Zielen hinführen.

- Haben Sie ein gesetztes Ziel nicht erreicht, bleiben Sie cool! Es heißt immer so schön, der Weg sei das Ziel. Das stimmt vor allem aus folgendem Grund: Sie haben neue Fähigkeiten und Erfahrungen erworben, die Ihnen niemand mehr streitig machen kann. Überlegen Sie, was Sie gelernt haben und wie Sie das Gelernte Nutzen stiftend einsetzen können.

Kapitel 10

Effektivität und Effizienz – Tun Sie die richtigen Dinge richtig!

> „Wir wissen, dass es uns multinationalen Unternehmen möglich ist, auch 15 Milliarden Menschen in der Welt zu ernähren, wenn wir die richtigen Maßnahmen treffen."
> Helmut O. Maucher (*1927)

Wir alle sind jeden Tag sehr aktiv mit unseren täglichen Aufgaben beschäftigt. Viele Menschen haben dabei jedoch leider das Gefühl, so gar nicht voranzukommen. Kennen Sie dieses Gefühl? Denken Sie manchmal, Sie mühen sich ab, ohne überhaupt irgendetwas von dem zu erreichen was Sie sich vorgenommen haben? Haben Sie Ziele entwickelt, kommen diesen aber irgendwie so gar nicht näher? Dann tun Sie wahrscheinlich zu viel – und zwar von den verkehrten Dingen.

Viele Menschen haben zwar wundervolle und passende Ziele entwickelt, ohne sich jedoch Gedanken darüber gemacht zu haben, wie diese erreicht werden können. Hinzu kommt hin und wieder noch eine falsche Prioritätensetzung. So steckt der Tag schließlich voll mit irgendwelchen Terminen, Aufgaben und Meetings, die überhaupt nichts mit der Zielerreichung zu tun haben. In der Konsequenz werden Ziele dann irgendwann aufgegeben, weil bei den betroffenen Menschen der Eindruck entsteht, Erfolg und ambitionierte Ziele seien nicht zu erreichen. Das ist schade, da im Endeffekt nur ein paar kleine Stellschrauben bewegt werden müssten, um wieder „auf Spur" zu kommen.

Der Schlüssel liegt in der Planung Ihres Tagesablaufs. Bitte nehmen Sie sich einige Augenblicke Zeit, um Ihre Aufgaben für die jeweils kommende Woche durchzugehen. Versuchen Sie, Ihre Woche zu planen und fragen Sie sich:

Welche Aufgaben muss ich erledigen, weil Sie dringend erledigt werden müssen?

Was muss ich tun, um meine Ziele zu erreichen? Welche Aufgaben sind für die Erreichung meiner Ziele erforderlich?

Welche der anfallenden Aufgaben sind wichtig aber nicht dringend?

Wenn Sie sich diese Fragen beantwortet haben, können Sie daran gehen, die Aufgaben nach Ihren Prioritäten zu sortieren. Hierzu ist es sehr wichtig, dass Sie den Unterschied zwischen wichtigen und dringenden Aufgaben kennen. Wissen Sie, was für Sie wichtige Aufgaben sind? Wissen Sie, wann Aufgaben dringend zu erledigen sind?

Nun, die Antworten sind relativ leicht. Dringende Aufgaben sind dringend, weil sie sich aufdrängen. Dabei können sie uns regelrecht auffressen! Tja und wichtige Aufgaben sind eben schwerwiegend also gewichtig.

Nehmen wir ein kleines Beispiel:

Es ist Sylvester und Sie wissen genau, dass demnächst die Steuererklärung fällig wird. Aber Sie wissen auch, dass Sie bis zum 31. Mai Zeit haben. Aha, soweit so gut. Nun schieben Sie das Ganze, Sie haben ja schließlich noch fast ein halbes Jahr. Die Steuererklärung ist wichtig, weil Sie und Vater Staat danach genau wissen, ob Sie Ihrer Pflicht und Schuldigkeit nachgekommen sind. Sie bekommen den Bescheid und sind somit quitt. Vielleicht kriegen Sie sogar noch was wieder… Soweit alles prima! Aber halt: Soweit sind Sie ja noch gar nicht…. Sie haben ja gewartet. Und so warten Sie weiter. Es kommt was dazwischen, na und dann ist ja erst Karneval. Dann passiert nichts, es kommt Ostern, draußen wird es wärmer und –Huch-: Plötzlich ist Mitte Mai! Na gut, Sie fangen an, Unterlagen zu sortieren, suchen hier und da zusammen, was Sie das Jahr über angesammelt haben –oder zumindest das, was Sie finden können, und legen alles auf einen Stapel. Ok, Morgen ist ja schließlich auch ein Tag, heute ist so schönes Wetter, da ist eine Radtour doch viel schöner! Und ehe Sie sich versehen ist der 30. Mai. Ähhh…. Wie doch die Zeit vergeht. Jetzt werden Sie hektisch, denn jetzt müssen Sie ja so langsam, haben ein richtig schlechtes Gewissen und auf einmal ist es August. Sie schauen eines schönen Tages in den Briefkasten und, was für eine Frechheit: Das Finanzamt bittet um Abgabe der Steuererklärung. Na sowas…. Die machen ja ganz schön Stress, die Burschen. Nun ist die Sache aber dringend. Sie krickeln ein paar Sachen in den Erklärungsvordruck, kramen die passenden Unterlagen zusammen und hasten am nächsten Tag von der Arbeit aus zum Finanzamt, schmeißen den zerknitterten Umschlag in den Briefkasten, kriegen nach ein paar Wochen[24] Bescheid und erhalten tatsächlich rd. 50,-- Euro erstattet. Sie denken sich, dass Sie nächstes Jahr alles anders machen werden, weil Sie wissen, dass Sie viel mehr hätten geltend machen können.

Für die Erreichung Ihrer Ziele ist es notwendig, die richtigen Aufgaben zu erledigen. Diese Aufgaben sind wichtig! Nach dem Prinzip von Ursache und Wirkung können Sie nur auf ein bestimmtes Ergebnis hoffen, wenn Sie die Grundlage durch die erforderliche Handlung geschaffen haben. Wenn Sie Kirschen ernten wollen, müssen Sie auch Kirschbäume pflanzen!

Der zweite Aspekt ist, dass Sie nicht nur die richtigen Dinge tun müssen, um erfolgreich zu sein, Sie müssen Ihre Aufgaben auch richtig angehen. Was das heißt? Ganz einfach: Wenn Sie wissen, dass eine bestimmte Aufgabe zu erledigen ist, müssen Sie diese auch vernünftig erledigen und die erforderlichen Ressourcen einbringen. Planen Sie und handeln Sie so schnell wie möglich... Am besten sofort. Wenn Sie z.B. nach Kanada fliegen wollen, um dort Ihren Urlaub zu verbringen, dann müssen Sie einen Kanadaflug buchen. Soweit so gut... Sie werden aber sicherlich planen, wohin Sie fliegen wollen, werden sich nach einer adäquaten Unterkunft umsehen, sich nach ansprechenden Sehenswürdigkeiten erkundigen, Ihr Budget prüfen usf.

---

[24] Haben Sie sich eigentlich auch mal gefragt –falls Sie jemals angemahnt worden sein sollten- warum Ihre Unterlagen unter Fristsetzung angefordert werden und Sie dann wochenlang auf eine Rückmeldung warten müssen?

Selbst dann, wenn Sie sich vornehmen immer so schnell wie möglich zu handeln, sollten Sie sich doch einen Augenblick des Bedachts gönnen, um zu planen. Überlegen Sie, welche Aufgaben Sie lösen müssen, um Ihre Ziele zu erreichen. Wenn Sie diesen Schritt gemacht haben, denken Sie darüber nach, wie Sie diese Aufgabe am besten angehen. Sie können sich eine Menge Arbeit und Ärger ersparen, wenn Sie sich im Vorfeld ein paar Gedanken machen... Und denken Sie daran: Es ist nichts Verwerfliches daran, sich das Leben zu vereinfachen, im Gegenteil. Die größten Erfindungen haben den Menschen zu allen Zeiten das Leben vereinfacht. Deshalb waren sie so erfolgreich... Und haben das Leben und den Alltag schöner gemacht, weil man sich so den wichtigen Dingen widmen kann.

Das wichtigste in Kürze

- Vereinfachen Sie, wo Sie nur können! Nutzen Sie die freiwerdende Zeit sinnvoll…

- Stopfen Sie Ihren Terminkalender nicht voll. Es geht nicht darum, möglichst viel in kurzer Zeit zu schaffen… Es geht darum, Ihre Lebensqualität und die Ihrer Mitmenschen -und besonders Ihrer Familie- zu erhöhen.

- Verkomplizieren Sie nichts, was Ihnen „zu leicht" erscheint. Freuen Sie sich, wenn Dinge einfach geregelt werden können.

- Planen Sie Auszeiten ein, um Ihre nächsten Schritte zu überlegen. Scheint ein Schritt derzeit „zu groß", teilen Sie ihn in mehrere kleinere Schritte ein. Seien Sie dabei aber nicht zu kleinteilig!

- Seien Sie aufmerksam und bleiben Sie vor allem flexibel! Manche Schritte zu Ihren Zielen können überflüssig werden, manchmal sind zusätzliche Schritte erforderlich. Nehmens Sie Gelegenheiten wahr und nehmen Sie möglicherweise angebotene Hilfe dankend an.

- Sie müssen nicht alles selber machen. Machen Sie nur die Dinge, die Sie auch gut können. Geben Sie Aufgaben, die Sie nicht gut beherrschen an jemanden ab, der diese gut kann!

Kapitel 11

Machen Sie es nicht zu kompliziert! – Machen Sie die einfachen Dinge einfach gut!

„Man muss sich einfache Ziele setzen, dann kann man sich komplizierte Umwege erlauben."

Charles de Gaulle (1890-1970)

Offensichtlich gibt es die Meinung, dass Dinge logischer erscheinen, je komplizierter sie sind. Ist Ihnen schon einmal aufgefallen, dass vor allem Experten sich meist recht kompliziert ausdrücken? Dass diese Leute es nicht schaffen, Dinge, die ihnen locker von der Hand zu gehen scheinen, nicht mit einfachen Worten erklären zu können?

Es ist doch eigentlich ganz natürlich, dass wir uns den geringsten Widerstand aussuchen. Wir versuchen, mit allen Mitteln, unser Wohlbefinden zu steigern und dafür möglichst wenig zu tun. Und wenn wir das geschafft haben, dann schämen wir uns dafür. Oft ploppen in uns Ideen auf wie „Das ist unanständig, dass du so gut darin bist..." oder „Erfolg ist immer mit harter Arbeit verbunden..." und so weiter und so fort….

Manchmal könnte der Eindruck entstehen, dass vor allem Experten eines Faches diesen Selbstvorwürfen erlegen sind und nun versuchen, sich nach außen hin zu rechtfertigen. Das tun sie indem sie den Mitmenschen durch komplizierte Fachsprache suggerieren, dass das was sie tun furchtbar kompliziert sei…. Ist es auch wahrscheinlich für Außenstehende, nicht aber für die Experten selbst.

Scheuen Sie sich nicht und stehen Sie dazu: Wenn Sie etwas leicht erledigen können, ist das ein gutes Zeichen. Denn Einfachheit ist ein ganz wichtiger Aspekt in unserem Leben. Nicht die komplizierten, sondern die einfachsten und naheliegendsten Dinge wurden zu den größten Erfindungen der Geschichte… Warum? Weil sie unser Leben vereinfacht haben, deshalb! Ideen, die anderen Menschen das Leben erleichtern sind erfolgreich!

Komplizierte Dinge schrecken ab. Das gilt auch für Quantität. Alles was für uns ein Mehr oder sogar zu viel an Stress bedeutet, versuchen wir möglichst zu umgehen. Ist Ihnen schonmal -eventuell sogar an sich selber- aufgefallen, dass je mehr wir zu tun haben, wir umso hektischer werden? Meist versuchen wir -vor allem wenn wir viel auf dem Tisch haben- unsere Arbeit schnell vom Tisch zu kriegen. Hier entsteht aber dann wiederum die Gefahr, Fehler zu machen. Ok, Fehler sind ja jetzt nicht prinzipiell schlecht, aus denen lernen wir ja…. Richtig, aber was hier gemeint ist, sind vermeidbare Fehler. Flüchtigkeitsfehler z.B. sind dem Grunde nach überflüssig. Aus ihnen können wir gar nichts lernen. Außer, dass wir gehetzt sind, quasi auf der Flucht. Nehmen Sie also ruhig ein bisschen

Tempo raus. Seien Sie sorgfältig und gewissenhaft! Lassen Sie sich nicht treiben. Damit gefährden Sie nur Ihre Gesundheit[25].

Konzentration ist das A und O. Nämlich die Konzentration auf eine Sache. Dann ist etwas EINfach. Komplizierte Sachen sind meist durch Zerstreuung gekennzeichnet. Auf zu viele Begebenheiten, die beachtet werden müssen. Eine Blume ist komplex. Sie besteht aus vielen Bestandteilen, die zusammengenommen ein hübsches Gebilde abgeben. Sie braucht, um vernünftig zu gedeihen, Licht, Wasser und Erde[26]. Fehlt etwas -ganz oder teilweise- dann kann sie sich nicht voll entfalten. Dann geht sie ein, bildet keine Farben aus oder bleibt winzig klein. Ganz einfach! Sie reagiert völlig unkompliziert. Der Mensch ist da völlig anders: Wenn er z.B. ein Haus bauen will muss er sich um die Finanzierung kümmern, beachten, dass er den Nachbarn nicht das Sonnenlicht wegnimmt, in einer bestimmten Höhe baut, dass er da baut wo er es auch darf, dass er nicht den Lebensraum einer bedrohten Erdkrötenart zerstört, dass die Architektur in das Gesamtbild der Siedlung passt, dass die Umgebung stimmt und, und, und…..

Aber nicht nur komplizierte Dinge machen das Leben schwer. Auch ein schlichtes Zuviel-von-allem ist ein weiterer wesentlicher Aspekt, der uns ablenkt. Konzentration ist dann

---

[25] Und unter Umständen sogar die Gesundheit Ihrer Mitmenschen! Denken Sie nur an die vielen Verkehrsunfälle, die aus zu schnellem Fahren resultieren…

[26] Ja, ok… Mineralien, Liebe und was weiß ich nicht noch alles kommt auch noch dazu. Es soll ein einfaches Beispiel sein, ich bitte um Nachsicht, wenn ich nicht alle notwendigen Dinge aufzählen kann.

nicht möglich, Qualität kann nicht gewährleistet werden. Das gilt in vielerlei Hinsicht:

Ein Zuviel an Besitz bindet unsere Aufmerksamkeit und Kapital. Man verliert rasch den Blick für das Wesentliche. Wenn Es beispielsweise eines Ihrer Ziele ist, finanziell unabhängig zu sein, werden Sie sich zwangsläufig mit Ihrem Besitz beschäftigen müssen. Ihr Vermögen muss ja schließlich verwaltet werden um entsprechende Erträge zu erzielen. Und schon sind Sie alles andere als frei… Um nicht völlig an Ihrem Ziel vorbeizurennen, delegieren Sie. Ganz einfach… Es gibt viele professionelle Vermögensverwaltungen, die Sie unterstützen können und den Erhalt Ihres Kapitals mit den zur Verfügung stehenden Mitteln und teils jahrelanger Erfahrung sicherstellen. Wahrscheinlich sogar besser, als Sie dies als Einzelperson tun können. Das kostet Sie zwar etwas, allerdings behalten Sie einen Großteil Ihrer Freiheit und die Chance, diese Freiheit auch zu genießen!

Ein weiterer Aspekt ist das Zuviel an Reizen. Das können sowohl Gedanken sein als auch die alltäglichen Informationen, die auf uns einprasseln. Oder schlichtweg das Gedudel und Gedaddel im Radio, Fernsehen oder Handy… Das Hintergrundrauschen quasi. Nehmen Sie sich unbedingt hin und wieder das Recht heraus, einfach mal abzuschalten. Und zwar im übertragenen als auch im wortwörtlichen Sinne! Sorgen Sie für Ruhe. Einfach um mal wieder zu sich selber zu finden.

Und noch ein entscheidender Hinweis: „Weniger ist manchmal mehr…" Kennen Sie diesen Spruch? Viele Dinge werden einfach dadurch kompliziert, dass es zu viele Auswahlmöglichkeiten gibt. Egal ob Sie für Ihren Vorgesetzten eine Entscheidungsvorlage erarbeiten sollen oder Ihren nächsten Urlaub planen wollen: Beschränken Sie sich auf eine Auswahlmöglichkeit ggf. stellen Sie eine Alternative zur Verfügung! In den seltensten Fällen lohnt es sich, noch mehr Optionen vorzustellen. Sie müssen sich zwar auf mehrere Eventualitäten einstellen und diese bei der Entscheidungsfindung berücksichtigen. Letztlich müssen Sie aber sowieso abwägen. Und dann stehen Sie garantiert besser da, wenn Sie sich zwischen zwei Optionen entscheiden müssen, als wenn Sie sich der Qual der Wahl aussetzen würden.

Wenn wir uns nämlich einem Zuviel an Entscheidungsmöglichkeiten ausgesetzt sehen, neigen wir dazu, die Entscheidung zu vertagen. Eben weil es viel zu viele Eventualitäten zu berücksichtigen gibt. Schnelle Entscheidungen lassen sich am besten dann treffen, wenn man möglichst wenig Auswahl hat. Darüber hinaus wird die getroffene Entscheidung aufgewertet, indem der nichtgewählten Alternative ein viel größeres Gewicht beigemessen wird. Gleichzeitig steigt das Selbstbewusstsein, weil man sich viel eher sicher sein kann, die „richtige" Entscheidung getroffen zu haben, wenn man sich auf wenige, oder im Idealfall ein einziges Entscheidungskriterium, konzentriert.

Das wichtigste in Kürze

- Seien Sie wie Wasser. Wasser findet immer seinen Weg! Und zwar den einfachsten, den es finden kann!

- Machen Sie komplizierte Sachen möglichst einfach. Vereinfachen Sie wo immer möglich!

- Konzentrieren Sie sich auf wenige wesentliche Dinge statt auf Krimskrams... Wer zu viel auf einmal macht verliert den Überblick und die nötige Gelassenheit, um sich auf seine Ziele zu konzentrieren.

- Delegieren Sie, vor allem vermeintlich komplizierte Dinge. Vereinfachung ist immer auch mit Arbeit verbunden... Machen Sie es sich leicht, geben Sie die Dinge, die andere sowieso besser erledigen können oder von denen Sie keine Ahnung haben einfach ab!

- Schalten Sie ab! Und zwar sowohl im sprichwörtlichen als auch im wortwörtlichen Sinne. Reizüberflutung ist absolut lästig und lässt unser Leben nur hektisch werden.

- Vermeiden Sie die „Qual der Wahl"! Versuchen Sie sich auf möglichst wenige ausschlaggebende Entscheidungskriterien zu konzentrieren!

Kapitel 12

Haben Sie Spaß an dem was Sie tun! – Ihr Beruf als Hobby, Ihr Hobby als Beruf

„Wenn man Spaß an einer Sache hat, dann nimmt man sie auch ernst."

Gerhard Uhlenbruck (*1929)

Egal, was Sie tun: Sie stehen in unmittelbarer Konkurrenz zu Leuten, denen wirklich gefällt, was Sie tun. Und ganz ehrlich, es gibt die unglaublichsten Dinge, die gerne gemacht werden wollen. Nur so ist aber überhaupt ein Fortschritt möglich. Wenn alle Menschen mit einer gewissen Halbherzigkeit an ihre Aufgaben gingen, würde es bald keine Innovationen mehr geben. Und zwar nicht nur in technischer Hinsicht. Auch unsere Gesellschaft entwickelt sich und die gemeinsamen Werte ständig weiter.

Sie fragen sich jetzt sicher, was das jetzt mit der Überschrift zu tun hat…. Nun, ganz einfach: Sie sind es sich und der Gesellschaft schuldig, beste Leistungen abzuliefern. Das können Sie aber am besten, wenn Sie etwas tun, was Sie lieben!

Und ganz nebenbei ergibt sich ein toller Nebeneffekt, der nicht zu unterschätzen ist: Ihr gesamtes Umfeld wird automatisch

„besser", nur weil Sie sich mit Begeisterung einer bestimmten Sache widmen. Stellen Sie sich einmal vor, wie schrecklich es als Chef sein muss, schon morgens in gelangweilte, desinteressierte, frustrierte und was-weiß-ich- nicht-alles für Gesichter zu blicken. Automatisch muss da ja die Laune sinken. Wie sich das widerspiegelt? Wahrscheinlich in Anschnauzen, Misstrauen, Kontrollen usf. durch den Chef. Was ist die Folge? Vermutlich noch mehr Langeweile, Desinteresse und Frustration bei denjenigen Mitarbeitern die sowieso schon gelangweilt, desinteressiert und frustriert sind. Und in diesem Zuge folgt wahrscheinlich außerdem eine zunehmende Unzufriedenheit bei denen, die nicht grundsätzlich negativ eingestellt sind. Diese ziehen die Konsequenzen und verlassen den Betrieb, was die gesamte Situation noch weiter verschärft.

Aha, soweit also so gut. Aber was ist dann die Lösung dieses ernst zu nehmenden Problems? Hmm.... Betrachten wir nochmal das Problem zusammengefasst: Jemand sieht ein Gesicht, das schlechte Stimmung ausdrückt, zieht selbst eine Fresse und hat auch schlechte Laune. Scheint ein Kreislauf zu sein, oder[27]?

Warum dann nicht einfach diesen Kreislauf durchbrechen? Durch ein miesepetriges Gesicht wird die Sache nicht besser... Kennen Sie das Grundprinzip „Love it, Change it, leave it"?

---

27 Bei näherer Betrachtung könnte man sogar unterstellen, dass wir es mit einer Abwärtsspirale zu tun haben... Meist verstärkt sich der Effekt noch. Beobachten Sie das ruhig einmal sich. Sie werden überrascht sein, wie schnell sich Stimmungen ändern können!

Wenn Sie das nächste Mal einem Problem gegenüberstehen versuchen Sie es doch einfach mal damit:

Fragen Sie sich, ob das betrachtete Problem akut ist. Durchzieht es Ihren Tätigkeitsbereich möglicherweise permanent? Seien Sie ehrlich und überlegen Sie, ob Sie das was Sie tun grundsätzlich gerne tun. Beispielsweise arbeiten Sie gerne als Verkäufer. Das einzige was Sie stört, sind die langen Wege, die Sie täglich laufen müssen, um von der einen Ecke des Ladens in eine andere Ecke zu kommen und dort die ratsuchenden Kunden zu beraten. Sie lieben es, Menschen zu beraten und genießen es, wenn Kunden Ihren Empfehlungen folgen.

Option 1: Sie lieben diese Tätigkeit einfach und beschließen daher, sich darauf zu konzentrieren, dass Sie Ihren Job gut finden und nehmen die verhassten langen Wege weiterhin –als notwendiges Übel- in Kauf.

Option 2: Sie spezialisieren sich bzw. schaffen sich einen derart guten Ruf, dass die Kunden zu Ihnen kommen. Ok, das ist zeitintensiv, aber sicher erstrebenswert. Zumindest hätte sich das Problem der Rennerei für Sie erledigt.

Option 3: Sie überlegen sich etwas und schlagen Ihrem Arbeitgeber Optimierungsmöglichkeiten vor. Beispielsweise könnten die von Ihnen betreuten Bereiche räumlich näher zusammengelegt werden, so dass Sie weniger weite Strecken gehen müssten... Was auch hieße, dass Sie besser auf fragende Blicke der Kunden reagieren und möglicherweise sogar mehr Umsatz generieren könnten.

Das wichtigste in Kürze

- Haben Sie Spaß, an dem was Sie tun! Suchen Sie gezielt nach den Dingen, die Ihnen an Ihrer beruflichen Tätigkeit gefallen. Können Sie mehr davon machen?

- Suchen Sie parallel nach den Dingen, die Ihnen nicht gefallen oder Ihnen nicht so gut liegen. Können Sie diese Tätigkeiten delegieren?

- Starten Sie Ihren Tag möglichst mit positiven Gedanken! Ignorieren Sie die Gedanken an die „Hackfressen" und suchen Sie gezielt nach der Schönheit des Augenblickes... Vielleicht läuft auf dem Weg zur Arbeit Ihr Lieblingssong im Radio. Singen Sie mit!

- Überdenken Sie ernsthaft, ob Sie wirklich für den ausgeübten Beruf geeignet sind. Entspricht die Tätigkeit Ihrer Persönlichkeit?

Kapitel 13

Werden Sie Experte auf Ihrem Gebiet – Tun Sie Gutes und reden Sie darüber

„Die meisten Nachahmer lockt das Unnachahmliche."

Marie von Ebner-Eschenbach (1830 – 1916)

Wissen Sie, was die meisten Menschen, die wir als erfolgreich bezeichnen würden, zu wahren Persönlichkeiten macht? Es ist gar nicht „DER ERFOLG". Den gibt es nämlich gar nicht! Erfolg definiert sich stets und für jeden anders. Den wirklich Erfolgreichen zeichnet in erster Linie aus, dass er sich nicht auf erzielten Erfolgen ausruht. Er geht immer weiter, setzt sich größere und höhere Ziele… Was für den einen ein Riesenschritt ist, wird von dem anderen vielleicht müde belächelt. Besonders dann, wenn man sich in neue Aufgaben einarbeitet, macht man die größten Fortschritte. Das ist ja zunächst logisch: Wenn man mit 0% Kenntnisstand anfängt, ist selbst die Erfahrung von Grundkenntnissen ein Meilenstein. Man will mehr wissen, wird neugierig, saugt alles auf. Man konzentriert sich auf die vor sich liegenden Aufgaben und im Zuge dessen nimmt man alles, was mit der Aufgabe zusammenhängt besonders intensiv wahr.

Hier liegt eigentlich schon eines der „Geheimnisse" begründet: Der Anfänger konzentriert sich auf die aktuelle Aufgabe. In dem Augenblick gibt es nur das eine Thema. Machen Sie sich diesen Umstand zu Nutze. Konzentrieren Sie sich auf eine spezielle Aufgabe oder ein spezielles Thema. Sammeln Sie so viele Informationen und werden Sie exzellent! Je mehr Sie sich auf eine Sache konzentrieren, desto besser werden Sie. Suchen Sie Gebiet, das Sie besonders interessiert, woran Sie Freude haben. Etwas, womit Sie sich identifizieren können. Finden Sie Ihre Nische! Und dann legen Sie los! Je öfter Sie Aufgaben aus diesem Spezialgebiet machen, desto sicherer werden Sie. Je sicherer Sie werden, desto mehr und komplexere Aufgaben können Sie übernehmen. Je komplexer die Aufgaben werden, desto spezialisierter werden Sie, desto tiefer wird Ihre Kenntnis von der Materie. Bald schon werden Sie dadurch bekannt, dass Sie komplexe Aufgaben auf einem bestimmten Gebiet lösen können und bekommen entsprechende Aufgaben übertragen. Scheuen Sie sich nicht, Probleme und entsprechende Lösungsvorschläge aus Ihrem Blickwinkel anzusprechen! Sie eröffnen so ein breiteres Lösungsspektrum. Die Leute kommen nun auf Sie zu! Wenn Sie an diesem Punkt angekommen sind, haben Sie es geschafft: Sie sind ein Spezialist, ein Experte auf IHREM Gebiet.

Aber werden Sie nicht betriebsblind! Hüten Sie sich davor, nur eine Sichtweise zu akzeptieren. Blicken Sie auch hin und wieder über den Tellerrand. Wenn Sie lernen, empfiehlt es sich hin und wieder, ein wenig Zerstreuung zu suchen. So vermeiden Sie es, Ihren Geist zu überlasten. Durch die Beschäftigung mit etwas anderem bewirken Sie sogar noch etwas anderes: Das Gelernte wird viel besser in Ihrem Verstand verankert... Ihr Gehirn erstellt mehrere Verknüpfungen. Ebendiesen Effekt sollten Sie sich auch für "Ihr" Spezialgebiet zunutze machen! Gönnen Sie sich zum einen Pausen, nutzen Sie diese zum anderen dazu, sich mit betriebsfremden Dingen zu beschäftigen. Arbeiten Sie viel mit Zahlen, sind Sie ein hervorragender Controller? Vielleicht helfen Ihnen Comics oder Fantasy-Romane, vielleicht Malerei oder klassische Musik um sich abzulenken. Sind Sie ein ausgezeichneter Sprachwissenschaftler? Vielleicht könnte Modellbau, Eishockey oder Camping etwas für Sie sein...

Sie hätten zumindest Eines geschafft: Sie verlassen sich nicht nur auf ein "Standbein". Im Idealfall haben Sie Ihr Hobby zum Beruf gemacht, das ist sehr schön und erstrebenswert. Aber wenn Sie selbst die schönsten nur denkbaren Dinge sechzehn Stunden am Tag machen, werden diese irgendwann langweilig. Durch Abwechslung können Sie die Freude und den Spaß an Ihrem "Hobby" aufrechterhalten. Und wer weiß, vielleicht haben Sie ja einen neuen, spannenden und ebenfalls erfüllenden Lebensinhalt entdeckt...

Ein wichtiger Hinweis am Rande: Experte werden Sie nicht allein deshalb, weil Sie sich als solchen bezeichnen... Als Experte gelten Sie, wenn Sie sich einen Namen gemacht haben und von denen, die Ihre Leistungen abrufen, als solcher angesehen werden. Und wie um Himmels Willen bringt man „die anderen" dazu, einen als Experten anzusehen? Indem man diesen Menschen das gibt, was sie brauchen! Die Lösungen, die Sie anbieten, müssen immer maßgeschneidert sein. Niemals dürfen Sie Lösungen „von der Stange" anbieten. Stets müssen Sie individualisierte Ergebnisse erzeugen. Sie können sich selbstverständlich eines „Baukastens" bedienen, aus dem Sie ein Repertoire an bestimmten „Werkzeugen" herausnehmen können. Aber bitte nach Bedarf und nicht im Sinne von 08/15-mäßiger Anwendung.

Dahingehend müssen Sie unbedingt und ganz genau zuhören, was ihre Kunden wünschen! Wenn Sie darauf eingehen und die Anregungen und Wünsche ihrer Kunden berücksichtigen, fühlen sich diese auch ernst genommen und gut behandelt. Scheuen Sie sich auch nicht davor, nach Erbringung Ihrer Dienstleistung ein Feedback Ihres Kunden einzuholen. Nur so haben Sie die Chance sich wirklich zu verbessern und mögliche Fehler im System oder das System selbst, mit dem Sie arbeiten, ständig zu verbessern.

Die Positionierung als Experte kann unter Umständen viele Jahre in Anspruch nehmen. Verzweifeln Sie also nicht, wenn man Sie nicht sofort als die Koryphäe in Ihrem Segment begrüßt. Sie können die Grundsteine aber auch innerhalb einer Anstellung legen: Schreiben Sie Bücher und Fachartikel! Das können Sie neben dem Beruf machen. Sie können sich so nicht nur ein zweites Standbein -so schnell oder langsam wie Sie mögen- aufbauen, sondern sich auch gleichzeitig für bestimmte Aufgaben innerhalb des eigenen Betriebes empfehlen...

Das wichtigste in Kürze

- Suchen Sie ein Spezialgebiet, auf dem Sie sich besonders hervortun können und wollen. Arbeiten Sie sich ein, indem Sie zunächst die Grundlagen und anschließend weitergehende Kenntnisse der Materie erwerben.

- Suchen Sie in fremden Spezialgebieten nach Impulsen. Das erweitert Ihre Sichtweise auf Probleme innerhalb Ihres Spezialgebietes.

- Versuchen Sie, wenigstens einen Ausgleich zu Ihrem Beruf zu finden. Machen Sie etwas –am besten gegenteiliges, was Ihnen nicht schadet- von dem, was Sie beruflich tun. Sie erweitern dadurch Ihre Sicht der Dinge.

- Schreiben Sie alles auf, was Sie als Kind gern tun wollten. Wenn Sie sich oder andere nicht schädigen würden, tun Sie's!

Kapitel 14

Seien Sie ein Leader – Führen Sie oder Sie werden geführt!

„Führung bedeutet, andere den Wunsch haben zu lassen, etwas zu tun, von dem man überzeugt ist, dass es nötig ist."
Vance Packard (1914-1996)

Um das Thema „Führen" ranken viele Mythen. Viele Menschen erwarten von einer Führungskraft -und wenn sie selber in der Position sind von sich selbst- Übermenschliches. Meist nämlich wird uns eingetrichtert, Führungskräfte müssten über eine breite Palette von Fähigkeiten und das in Perfektion vorhalten können. Das führt dazu, dass viele Menschen sich überhaupt nicht zutrauen, selber eine Führungsrolle einzunehmen. Dabei beschränkt sich Führung gar nicht nur auf den Beruf. Auch im täglichen Leben kommen wir immer wieder in Situationen, in denen wir das Heft in die Hand nehmen müssen.

Dabei ist es jedoch wichtig, sich einen Umstand zu verdeutlichen: Führung ist kein Alleingang! Sie können nicht erwarten, eine gute Führungspersönlichkeit zu entwickeln, wenn Sie sich nur auf Ihre Fähigkeiten konzentrieren. Wir können nicht immer alles und schon gar nicht alles gleichzeitig! Wenn wir wirklich erfolgreich sein wollen, müssen wir die Hilfe anderer in Anspruch nehmen. Hierbei stellt sich natürlich zunächst die Frage, wer überhaupt in der Lage ist, uns bei der Lösung unserer Probleme zu helfen. Hier kommt natürlich nicht jeder x-beliebige Mensch in Frage. Wenn wir ein spezielles Problem haben, sollten wir uns selbstverständlich eher auf qualifizierte Hilfe verlassen[28]. Hier ist es dann an Ihnen zu erkennen, wer die entsprechende Qualifikation für die Lösung Ihres Problems mitbringt. Haben Sie diese Personen[29], bauen Sie ein Netzwerk auf! Versuchen Sie diese Menschen in Ihre Problemlösungsstrategien zu integrieren. Aber auch hier gilt: Ein Netzwerk ist keine Einbahnstraße!

Wenn Sie wirklich effizient führen wollen, müssen Sie darum bemüht sein, den anderen zu fördern. Wenn Sie ständig nur andere benutzen, um Ihre Ziele zu erreichen, wird Ihr Netz aus Fachleuten sehr bald ziemlich weitmaschig! Ein gutes Netz hält die wirklich dicken Fische fest. Also seien Sie am besten stets bereit, dieses immer dichter zu knüpfen. Das wiederum beinhaltet eben auch, dass Sie selber Teil des Netzes sind und die Kontakte pflegen, und das Netz flicken! Viele tolle Manager wollen nur der Fischer sein, der sein Netz auswirft und den großen Fang macht. Dabei übersehen sie aber recht häufig,

---

28 Erstaunlicherweise sind einige Leute, die in Wahrheit keine Ahnung haben, besonders „hilfsbereit". So kommen irgendwann Immer mehr Leute zusammen die helfen wollen, geben Tipps und gute Ratschläge. Das Ergebnis ist dann meist eher bescheiden.

29 Glauben Sie mir, Sie werden auf dem Weg des Erfolges höchstwahrscheinlich mehr als nur ein Problem haben!

dass gerade das Zusammenspiel aller Fähigkeiten ein gutes Netz ausmacht.

Führung -oder im Sinne dieses Kapitel Leadership- kennzeichnet sich insoweit dadurch, dass Sie keine Befehle erteilen müssen, um von Ihren Mitstreitern unterstützt zu werden. Es kann zwar funktionieren, dass Sie das Heft komplett in der Hand halten und durch strikte Anweisungen Ziele erreichen können. Dies gestaltet sich jedoch gerade dann umso komplizierter, je mehr unvorhergesehene Ereignisse auf und vor allem gegen das geplante Vorgehen einwirken und je komplexer die Organisation ist. Sie müssen situativ –und zwar jederzeit und unter Berücksichtigung aller Parameter wie z.B. die Auffassungsgabe Ihrer Mitarbeiter- reagieren können. Und dann… Sie ahnen es vielleicht, müssen Sie auch noch richtig verstanden werden, damit der Plan Ihren Vorstellungen entsprechend umgesetzt werden kann.

Einfacher und wesentlich entspannter für alle Beteiligten ist es doch vermutlich eher, wenn eine vertrauensvolle Atmosphäre vorherrscht und entsprechende Freiheiten bewilligt werden. Überlegen Sie bitte folgendes: Um eine Aufgabe effizient und erfolgreich zu erledigen, werden Sie vermutlich den bestmöglichen Kandidaten seines Faches auswählen. Wenn Sie z.B. ein IT-Projekt leiten, bei dem Programmierarbeiten zu erledigen sind, suchen Sie wahrscheinlich einen Programmierer und keinen Kaufmann. Sind Sie selbst ein IT-Spezialist, wissen Sie, worauf Sie bei der Auswahl achten müssen und können die Verantwortung entsprechend delegieren. Wenn Sie einen Profi engagiert haben, der die übertragene Aufgabe eigenständig erledigen kann, können Sie darauf vertrauen, dass er diese Aufgabe auch seinen Fähigkeiten entsprechend umsetzen wird. Vereinzelte Kontrollen reichen dann aus, um wirklich sicherzugehen, dass alles nach Plan läuft und die Projektziele erreicht werden. Was glauben Sie nun, wie es laufen würde, wenn Sie diesem Profi täglich, stündlich oder bei jedem Arbeitsschritt sagen würden, was er zu tun hat? Abgesehen davon, dass Sie selber nicht mehr Ihre eigenen Aufgaben (nämlich das Projekt zu leiten) erledigen könnten, würden Sie zum Einen dieses Mitarbeiter in seiner Entwicklung hemmen und zum Anderen das Projekt boykottieren, indem Sie auf die individuelle Erfahrung des Mitarbeiters verzichten, die dieser einbringen könnte.

Tja und wie können Sie es nun schaffen, Menschen so zu führen, dass sie das tun, was Sie wollen? Wie kann man es schaffen, die Kollegen und Mitmenschen zu bewegen, ohne als Manipulator zu gelten? Nun, die Lösung ist relativ einfach... wohlgemerkt RELATIV. Es ist selbstverständlich ein gesundes Maß erforderlich. Und es geht um die Umsetzung gemeinsamer Ziele, bzw. von Unternehmenszielen! Wenn Sie nur Ihre eigenen Ziele durchsetzen wollen, werden Sie wahrscheinlich alsbald als kalter Manipulator gelten. Wenn Sie aber stets die Ziele aller im Hinterkopf behalten und Ihr Wirken darauf ausrichten, werden Sie ein guter Leader... Machen Sie sich die Grundprinzipien des Sozialverhaltens zunutze. Menschen sind von Natur aus soziale Wesen[30] und als solche werden sie aller Wahrscheinlichkeit nach auch auf

---

30 Es kann die eine oder andere Ausnahme geben, lassen Sie sich davon aber nicht irritieren!

entsprechende Anreize reagieren... Das heißt im Umkehrschluss, dass es auch neuralgische Punkte gibt, die das Klima entsprechend belasten können, wenn man nicht geschickt genug vorgeht. Grundsätzlich werden Sie aber erfolgreich und ehrlich überzeugend sein, wenn Sie bei Ihren Handlungen folgendes beherzigen:

Wenn wir jemandem einen Gefallen tun, fühlt sich dieser meist in der Pflicht, diesen Gefallen zu erwidern. Seien Sie also zumindest freundlich und fördern Sie Ihr Gegenüber nach Ihren Möglichkeiten... egal ob beruflich oder privat! Investieren Sie Zeit in Ihre Mitmenschen.

Wenn wir einen Rat von einem ausgewiesenen Experten erhalten, neigen wir dazu, diesen zu befolgen! Insoweit liegt es nahe, dass Sie sich auf einem bestimmten Gebiet spezialisieren. Aber achten Sie darauf, dass Sie keine heiße Luft produzieren! Und drängen Sie sich nicht auf!!! Sorgen Sie dafür, dass Sie einen entsprechenden Ruf erlangen, der Sie als Experte auf einem Gebiet ausweist. Das setzt dann allerdings voraus, dass Sie bei „Ihrem Thema" auf dem Laufenden sind! Nichts ist peinlicher, als sich selber als Experten auszurufen und dann keine Ahnung zu haben...

Handeln Sie entsprechend Ihrer Überzeugungen und Werte! Das bedeutet, dass Sie selber Vorbild sein müssen! Wenn Sie von anderen erwarten, dass sie pünktlich zu sein haben dann seien Sie das gefälligst auch!!! Handeln Sie immer so, wie sie es öffentlich proklamieren. Sie kennen das Bildnis vom „Wasser predigen und Wein saufen"... Wenn Sie z.B. von Ihren Lieben verlangen, im Haushalt mit anzupacken, dann leben Sie das vor! Und zwar IMMER, auch wenn Sie mal keine Lust haben!!!

Wecken Sie den Sammlertrieb bei Ihren Mitmenschen... vermitteln Sie, dass das, was Sie zu bieten haben besonders knapp ist. Dann will es jeder haben... Das sollte selbstverständlich nicht für die Liebe gelten! Geben Sie davon ruhig reichlich und zwar so viel und so oft Sie können!!! Gemeint ist etwas anderes: Wenn Sie etwas künstlich verknappen, wollen andere es haben... um sich abzuheben. Wir alle wollen etwas Besonderes sein oder haben[31]! Werbeleute kennen den Trick! „...nur noch fünf Stück auf Lager... Schlagen Sie jetzt zu oder warten Sie bis zum Sankt-Nimmerleinstag...!!!" Bieten Sie etwas an, was keiner anbietet: EIN GUTES GEFÜHL!

Was das ganze nun mit Führung zu tun hat? Nun, ganz einfach: In dem Augenblick, in dem Sie Ihrem Gegenüber vermitteln, dass er oder sie stets die volle Kontrolle hat, entsteht kein schlechtes Gefühl. Jeder, der der überzeugt ist, aus eigenen Stücken entscheiden zu können, ist eher geneigt, Ihren Wünschen nachzukommen als derjenige, der sich in die Ecke gedrängt fühlt. Echtes Leadership kommt ohne jeden Druck aus... Keine Frage, hierfür ist einige Erfahrung erforderlich, aber es lohnt sich allemal.

---

31 Über das besondere „haben" werden wir selbst zu etwas oder jemand besonderes... nämlich zu der Person, die etwas Besonderes besitzt, was sonst keiner hat... Viele Menschen denken tatsächlich so! Lassen Sie sich nicht darauf ein: Wir alle sind etwas Besonderes, ob mit oder ohne bestimmten Besitz... und zwar weil wir einzigartig sind!

Fangen Sie im Kleinen an und wagen Sie sich an immer größere Aufgaben heran! Versuchen Sie zunächst „einen Fuß in die Tür" zu bekommen. Verlangen Sie daher niemals von denen, die Sie führen, sich zu verbiegen oder sich für Sie krumm zu legen. Vermeiden Sie auch, von der Person, die Sie führen, zu verlangen, die eigene Integrität zu verleugnen… Dieses Spiel werden Sie aller Wahrscheinlichkeit nach verlieren! Eine vermeintlich kleine Bitte wird man Ihnen jedoch seltener abschlagen…

Das wichtigste in Kürze

- Suchen Sie Partner, keine Untergebenen!

- Vertrauen Sie darauf, dass andere ihre Arbeit nach bestem Wissen und Gewissen erledigen können und dies auch tun, wenn man sie lässt...

- Kontrollieren Sie regelmäßig -aber nicht zu häufig- die Ergebnisse Ihrer Mitarbeiter.

- Geben Sie Feedback! Vor allem positive Rückmeldungen können Balsam für die Seele sein und manchmal sogar wertvoller als eine Gehaltserhöhung...

- Versprechen Sie nichts, was Sie nicht halten können! Seien Sie immer offen zu Ihren Mitarbeitern.

- Führen Sie möglichst sanft! Das schafft Vertrauen und Akzeptanz... Autoritäre Führung bewirkt meist Resignation bzw. den Rückzug auf Ihre Entscheidung und verhindert oder erstickt selbständiges Denken und Handeln bei den von Ihnen geführten Personen...

Kapitel 15

Akzeptieren Sie Hierarchien – Spielen Sie mit den Großen

„Gerade sich wandelnde Strukturen versprechen Gewinne."
*Dieter H. Vogel (*1941)*

Kennen Sie auch Menschen, die auf alles eine Antwort haben? Egal ob eine Frage gestellt wurde oder nicht? Leute die jede Autorität oder Hierarchie ablehnen? Dabei bieten vor allem Hierarchien die besten Möglichkeiten um aufzusteigen. Vor allem aber bieten sie die nötige Motivation, um „am Ball" zu bleiben. Und nicht nur das: Sie sie sind auch gleichzeitig ein Gradmesser des eigenen Erfolges!

Zugegeben: bestimmte Hierarchien bleiben uns verwehrt. So wird wahrscheinlich niemand damit rechnen können[32], dass er deutscher Kaiser wird. Die Zeiten sind vorbei und auch damals war es insbesondere Bürgerlichen nicht möglich, ohne weiteres in den Adel aufzusteigen. Vergleichbar ist es mit dem indischen Kastensystem. Ein Aufstieg ist hier eher schwierig bis unmöglich, die Kaste wird als Gesellschaftsordnung anerkannt. So sind beispielsweise Eheschließungen und bestimmte Berufe

---

32 Ich habe aber gelesen, dass Sie zu ziemlich guten Quoten darauf wetten können!

nur Angehörigen bestimmter Kasten vorenthalten. Dahingehend haben wir doch tatsächlich goldene Zustände in Europa:

Keiner schreibt uns vor, was wir beruflich machen sollen oder wen wir heiraten sollen. Mir liegt es fern, die großartige indische Kultur zu bewerten. Im Gegenteil, ich achte und schätze die Brauchtumspflege. Ebenso wenig kann ich beurteilen, welche Auswirkungen das indische Kastenwesen auf die gesellschaftliche Entwicklung hat. Ich möchte nur eines verdeutlichen:

In vielen anderen Kulturkreisen stehen Ihnen alle Möglichkeiten offen, in der gesellschaftlichen Hierarchie aufzusteigen... Und nicht nur da: Auch in der beruflichen! Stellen Sie sich bitte vor, dass Beamtenposten –insbesondere zu Zeiten, als noch die Monarchie als Herrschaftsform in Mode war- von Adligen besetzt waren. Diese Umstände wurden erst aufgebrochen, als sich die bürgerliche Bewegung durchsetzte und die Städte langsam selbständig wurden... Plötzlich gab es bürgerliche Patrone –wie z.B. die Patrizier und andere reiche Familien- die den Adel mit dem nötigen Kleingeld unterstützten...

Es hatte sich eine neue Gesellschaftsordnung durchgesetzt, nämlich diejenige, die das Kapital besaß. Und dieses Prinzip hat bis heute Bestand! Einige wenige besitzen einen Großteil dessen, was als „Volksvermögen" ausgewiesen wird.

Wie das nun in die Thematik Hierarchien passt? Ganz einfach:

Seien Sie ein Teil des Ganzen! Bitte verstehen Sie mich nicht falsch, ich bin kein strenger Verfechter einer strengen hierarchischen Ordnung… ABER: Sie besteht! Sich dagegen aufzulehnen macht keinen Sinn! Schlicht und ergreifend. Punkt! Wer sich gegen die besitzenden auflehnt, geht leer aus! SO einfach ist das… Was das nun für Sie bedeutet?

Nun, es ist nicht erforderlich, dass Sie als Speichellecker durch die Gegend laufen und alles gutheißen sollen, was der „Geldadel" tut. Nur eines Umstandes müssen Sie sich gewahr sein: Gibt es eine Hierarchie, dann können Sie sich wahrscheinlich auch darin hocharbeiten! Wer neu in einem Unternehmen beginnt, würde wahrscheinlich nie ernsthaft in Erwägung ziehen, ständig dem Vorgesetzten oder dem „Big Boss" zu widersprechen, nur weil man gegen das Establishment protestieren will… Sie müssen eines erkennen: Die Hierarchie war wahrscheinlich vor Ihnen da: Es gab einen Vorstand, Eigentümer, Aufsichtsrat, Abteilungsleiter usf… Es liegt nun an Ihnen, sich in dieser Hierarchie zurechtzufinden!

Ebenso verhält es sich übrigens, wenn Sie sich entschließen sollten, sich selbständig zu machen: Sie begründen eine neue Hierarchie, nur mit dem Unterschied, dass Sie sich an die Spitze stellen… Und dann müssen Sie sich beweisen!

Grundsätzlich hat eine Hierarchie etwas Positives: Sie lernen, steigen auf, lernen mehr, steigen weiter auf… Soweit die Theorie. Selbstverständlich ist hierbei immer auch eine gewisse Durchlässigkeit nach oben vonnöten. Denken Sie nur an die berühmte „gläserne Decke" an die viele Frauen vermeintlich zu stoßen glauben. Das ist aber eine andere Geschichte…

Ansonsten haben Sie immer auch einen Verantwortlichen vor sich. Zwar gilt das Grundprinzip stets eigenverantwortlich zu handeln und nach bestem Wissen und Gewissen anfallende Aufgaben zu erledigen. Trotzdem bietet sich meist –je nachdem wie hoch Sie in der Hierarchie stehen- ein Rettungsanker in Form eines Vorgesetzten. Das bedeutet nicht, dass Sie jetzt alles auf vorgesetzte Führungskräfte abwälzen sollen. Aber es hat einen Grund, warum diejenige Person, die „über" Ihnen steht da ist, wo sie ist. Wahrscheinlich hat sie bereits die Erfahrungen mit bestimmten Problemen gemacht und diese gemeistert. Das heißt also, dass Sie eine Menge lernen können! Sie können sich führen lassen! Das ist nicht blinder Gehorsam, sondern reflektiertes, angeleitetes Handeln. So können Sie schließlich Ihre Kompetenz erweitern.

Tja, und wenn es dann irgendwann nicht mehr weitergeht, dann steht man da... An wen kann man sich noch wenden? Nun, die Lösung mutet ziemlich altbacken an, macht aber durchaus Sinn: Entwickeln Sie Ihr Vertrauen in eine übergeordneten Macht! Und wenn Sie Atheist sind? Machen Sie es trotzdem! Es muss nicht zwingend der Glaube an Gott sein, aber irgendeine übergeordnete Macht -und wenn es nur „Mutter Natur" oder wie auch immer Sie diese Kraft nennen mögen- werden Sie doch anerkennen können, oder?

Wie dem auch sei: Selbst wenn Sie nicht ganz oben in der Nahrungskette stehen sollten, haben Sie trotzdem die Möglichkeit zu führen und in die von Ihnen gewünschte Richtung zu lenken... Ist das nicht großartig? Im Zweifel bitten Sie einfach jemanden über sich um Hilfe! So banal dieser Ratschlag auch klingen mag: Bisher ist noch kein Meister vom

Himmel gefallen und ob Sie es glauben oder nicht: Viele der, die „da oben" sind, sind auch nur Menschen und freuen sich, wenn man sie nach deren Meinung fragt. Geben Sie von sich aus zu, dass Sie nicht alles wissen, zeigt das, dass Sie die Kompetenz und Stellung des anderen Kennen und akzeptieren.

Trauen Sie sich daher also ruhig, an jemanden heranzutreten, der in einem Fachgebiet vermeintlich über Ihnen steht und fragen Sie nach dessen Meinung. Besonders dann, wenn Sie von dieser Person etwas Neues lernen können!

Das wichtigste in Kürze

- Nutzen Sie vorhandene Hierarchien zur Orientierung: Überlegen Sie, welche Positionen es innerhalb der bestehenden Ordnung gibt, welche Positionen Sie besetzen wollen und wie Sie dahinkommen können.

- Entwickeln Sie Vertrauen in Ihre Führung: Überlegen Sie, welche Kompetenzen die Führungsriege mitbringt.

- Tun Sie Ihre Pflicht! Wenn Sie in der Hierarchie aufsteigen wollen, tun Sie mehr als das!!!

- Überlegen Sie, wie Sie Ihre Aufgaben effizienter gestalten können. So haben Sie mehr Zeit, an Ihrem Aufstieg zu arbeiten!

- Knüpfen Sie Kontakte „nach oben" Üben Sie Smalltalk, machen Sie auf sich aufmerksam!

- Nehmen Sie Kritik dankend an… Meist handelt es sich um Hinweise zu für die betreffende Hierarchie typische und damit erfolgskritische Verhaltensweisen.

- Suchen Sie Rat bei einer übergeordneten Instanz…

Kapitel 16

Mens sana in corpore sano – Halten Sie sich gesund!

„Da es sehr förderlich für die Gesundheit ist, habe ich beschlossen, glücklich zu sein."

Voltaire (1694-1778)

Wir alle essen wahrscheinlich zu viel und darüber hinaus auch noch das Falsche! Wenn wundert es da, dass ein Großteil der Bevölkerung übergewichtig ist. Die Folgen sind katastrophal: Sogenannte „Zivilisationskrankheiten" sind auf dem Vormarsch und bedrohen unser Wohlbefinden. Hatten die Menschen im Mittelalter noch Angst vor der Pest, besteht eine der größten Gefahren heute darin, einer Folgeerkrankung von Übergewicht, Stress, mangelnder Bewegung und falscher Ernährung zum Opfer zu fallen.

Hierbei spielt insbesondere auch eine falsche Körperhaltung eine entscheidende Rolle. Nicht nur dass wir in der komfortablen Situation sind, rund um die Uhr essen zu können, wir verbringen auch noch den Großteil des Tages sitzend. Im Auto, im Büro, zu Hause vor dem Fernseher oder lesend. Gerade dieses fatale Wechselspiel aus Daueresserei und ständiger Nichtbewegung führt letztlich in eine Abwärtsspirale. Die Folge ist, dass wir zum Teil älter aussehen, als es unser Alter vermuten lässt. Wir sind unserem Lebensalter dann aus der biologischen Perspektive weit voraus. Natürlich spielen in diesem Zusammenhang noch andere, individuelle Faktoren wie Stressempfinden, Umweltbelastungen, usf. eine wichtige Rolle. Versuchen Sie ruhig einmal, einen Test zu machen und Ihr biologisches Alter zu bestimmen. Das Ergebnis wird Sie womöglich überraschen, dürfte aber teilweise wenig verwunderlich sein[33].

Mittlerweile können derartige Tests bequem von zu Hause aus kostenlos über das Internet absolviert werden. Diese gibt es in unterschiedlichem Umfang, die Beantwortung der Fragen ist allerdings meist innerhalb von ein paar Minuten möglich[34]. Meist bekommen Sie aber zumindest eine Idee oder Anhaltspunkte dafür, wo es in Ihrem Leben nicht „rund" laufen könnte.

Grundsätzlich sollten wir alle Faktoren gleichermaßen berücksichtigen. Vor allem aber, wenn wir mehrere Baustellen haben, kann dies leicht zu Stress ausarten. Dahingehend sollten Sie überlegen, welche Faktoren Sie angehen können, welche Sie angehen wollen und welche ggf. akut sind. Erforschen Sie gewissenhaft, welche Ursachen dahinterstehen könnten. Sind Sie übergewichtig? Möglicherweise hilft die Umstellung auf eine ausgewogene Ernährung weiter. Vielleicht

---

[33] Naja, es gibt natürlich auch Menschen, die wesentlich jünger und dynamischer wirken... Für diesen glücklichen Personenkreis sollte es keine unliebsamen Überraschungen geben.

[34] Einen guten Test finden Sie z.B. hier: http://www.onmeda.de/selbsttests/biologisches_alter.html. Probieren Sie es einfach mal aus und seien Sie ehrlich dabei, nicht schummeln!

bewegen Sie sich auch zu wenig. Dann sollten Sie in Erwägung ziehen ein Sportprogramm in Ihren Tagesablauf zu integrieren. Aber übertreiben Sie es nicht! Beginnen Sie mit einfacheren Umstellungen oder Übungen. Dies wird Ihnen helfen, schnell kleine Erfolge zu erzielen, was Sie für größere Ziele motivieren kann.

Hören sie vor allem auch auf Ihren Körper! Er weiß genau, was er braucht und was richtig für Sie ist.

Ein weiteres erschütterndes Krankheitsbild in unserer Gesellschaft ist geistiger bzw. seelischer Natur: etwa 5 % der Weltbevölkerung leidet an Depressionen… Körperlich dem Grunde nach gesund, leiden viele Menschen an Selbstzweifeln, Angst und Trauer. Dabei sollte man meinen, dass Angst und Trauer grundsätzlich nicht verkehrt sind, schließlich haben diese natürlichen Fähigkeiten den Menschen an die Spitze der Evolution gebracht: Ohne Angst wären unsere Vorfahren nur Futter für Raubtiere geworden. Trauer ist Bestandteil unseres Wesens und unserer Persönlichkeit. Sie ist Ausdrucksform unserer Empathie, welche uns als soziale Wesen kennzeichnet. Aber wie bei so vielen Dingen im Leben ist ein zu viel von beiden nicht gut. Ebenso wie Selbstzweifel können uns unsere Ängste und unsere Trauer lähmen und völlig unbeweglich machen. Dahingehend ist es zwingend erforderlich, den Umgang zu lernen, um geistig und seelisch gesund zu bleiben. Wir alle müssen das ein oder andere Mal Rückschläge einstecken: Dann müssen wir das Beste daraus machen! Hier ist es erforderlich, die Zeiträume zu verkürzen und eine möglichst positive Sicht auf die auslösenden Probleme zu entwickeln. Das ist sicherlich eine schwere Angelegenheit, gerade weil negative Erfahrungen unsere Gedanken gefangen nehmen und bis zur Bewegungsunfähigkeit fesseln können. Hierzu ist natürlich jeder einzelne individuell, mal mehr -mal weniger, fähig. Aber dennoch sollten Sie es versuchen:

Wenn Sie um etwas oder jemanden trauern, ist das ein gutes Zeichen, dass es sich um einen geliebten Menschen oder um liebgewonnene Sachen, Zeiten, Umstände etc. handelt. Und genau hierin liegt der Schlüssel: Erkennen Sie, die Liebe, die dahintersteht… Dann können Sie Dankbarkeit entwickeln. Trauer ist unsere Fähigkeit, einen Verlust zu verarbeiten. Das tun wir am besten, indem wir diesen Prozess auch zum Abschluss bringen. Hierzu muss man sich bewusst sein, worauf die Trauer basiert: Auf Liebe!!!

Das wichtigste in Kürze

- Achten Sie auf eine gesunde Ernährung! Eine leichte und ausgewogene Ernährung hält Sie geistig und körperlich fit und versorgt Sie mit allen nötigen Vitalstoffen. Essen Sie auch nicht zu viel... Verzichten Sie auf den Nachschlag, der möglicherweise später Ihr Gewissen belasten könnte.

- Machen Sie sich keinen Stress! Entspannen Sie ausreichend und nehmen Sie sich nicht zu viel vor. Oft neigen wir dazu, uns selbst viel zu viel zuzumuten.

- Achten Sie auf körperliche und geistige Hygiene. Lernen Sie, so wie Sie Schmutz abwaschen, sich auch von geistigem Schmutz zu reinigen. Wenn Sie an vergangene Misserfolge denken, machen Sie einen Schlussstrich! Sie können es im Nachhinein nicht mehr ändern!!! Mach Sie sich Sorgen um möglicherweise zukünftig eintretende Ereignisse? Machen Sie sich keine Sorgen, sondern arbeiten Sie an der Lösung, nicht am Problem!

- Bewegen Sie sich ausreichend! Damit ist nicht nur Sport gemeint: Wenn Sie etwas belastet, packen Sie es an!

Kapitel 17

Die Suche nach Zeitinseln – Die Wichtigkeit von Rückzugsmöglichkeiten

„Ein schöner Rückzug ist ebenso viel wert wie ein kühler Angriff."

Baltasar Gracián y Morales (1601-1658)

„Angriff ist die beste Verteidigung!" Den Spruch haben Sie doch bestimmt auch schon beherzigt, mindestens aber gehört, stimmt's? Viele glauben, dass sie immer Vollgas geben und sofort handeln müssen... nun, manchmal sind schnelle Entscheidungen einfach unumgänglich, das ist soweit richtig. Ein Notarzt beispielsweise kann nicht erst stundenlang überlegen, ob, welche und bei wem er bei einem Verkehrsunfall mit mehreren Verletzten Erste-Hilfe-Maßnahmen durchführt oder nicht. Er muss schnell handeln! Und zwar nach bestem Wissen und Gewissen. Er muss blitzschnelle Entscheidungen treffen. Darüber ob Unfallopfer A schnellere Hilfe braucht als Unfallopfer B also darüber, ob die Verletzungen des einen schwerwiegender sind als die des anderen. Diese rasche Entschlussfähigkeit muss unseren größten Respekt und unsere Hochachtung erfahren. Die wenigsten von uns kommen jemals in die Situation, derart gravierende Entscheidungen treffen zu müssen, die über Leben und Tod entscheiden können.

Trotzdem werden viele Entscheidungen aus dem Bauch heraus getroffen. Grundsätzlich ist das nicht verkehrt. Es ist gut, wenn wir aus einem gesunden Selbstbewusstsein und Selbstvertrauen heraus Entscheidungen treffen. Es muss nicht immer kühl und rational zugehen... Und trotzdem kann uns unser Gefühl auch täuschen. Daher ist es unabdingbar, hin und wieder einfach mal runterzukommen und sich zu besinnen. Denn besonders wenn wir erfolgreich sind, können wir schnell der Versuchung erliegen zu denken, dass egal was wir anpacken auch auf Anhieb gelingt. Das ist besonders dann gefährlich, wenn wir uns überschätzen. In den meisten Fällen weicht unsere Selbstwahrnehmung davon ab, wie andere uns sehen. Und zwar im Positiven wie im Negativen. So kann es z.B. vorkommen, dass jemand sich für einen brillanten Rhetoriker hält, von seiner Umgebung allerdings als nerviger Schwätzer wahrgenommen wird. Das heißt, dass wir uns hin und wieder einfach mal mit unserer Umwelt auseinandersetzen und ein Gespür für deren Bedürfnisse entwickeln müssen... und dafür braucht man Zeit! Zeit um zu erforschen, was die Umwelt braucht. Aber auch Zeit, um einfach mal innezuhalten und sich zu sammeln. Nehmen Sie sich ausreichend Freiraum um einfach mal runterzukommen und mit sich selbst Kontakt aufzunehmen, damit Sie sich nicht verlieren!

Gerade bei langfristigen Projekten ist es darüber hinaus sinnvoll hin und wieder einfach mal abzuschalten und zu prüfen, ob die Ziele, die man verfolgt überhaupt noch die richtigen sind und ob man sich in die entsprechende Richtung bewegt. Sie können also, indem Sie sich zurückziehen, wesentlich besser auf Ihre Ziele konzentrieren, als wenn Sie starr drauflos arbeiten...

Aber nicht nur für sich selbst ist es vonnöten, sich hin und wieder einfach mal zurückzuziehen: Wer eine Familie hat, hat nach meinem Dafürhalten die Pflicht, Zeit mit ihr zu verbringen. Das heißt natürlich nicht, dass Sie sich nach der Arbeit für die Familie aufreiben sollen! Im Gegenteil, die Zeit mit der Familie soll für die nötige Regeneration sorgen! Diese Zeit ist als Qualitätszeit gedacht. Daher bedeutet das Abhetzen an den Wochenenden –Der Sohn will zum Fußball, die Tochter mit Ihrer Freundin aus der Stadt abgeholt werden, der Rasen muss gemäht werden, das Grab von Opa muss neu bepflanzt werden, und was es sonst noch so alles gibt- nicht die Zeit mit der Familie, wie es hier gedacht ist.

Vielmehr sollten Sie die Zeit mit Ihrer Familie, Ihrem Partner oder mit Freunden dazu nutzen, die Akkus aufzuladen und von Ihrem Arbeitsalltag zu erholen!

Wissen Sie, was eine richtig tolle Errungenschaft der Moderne ist? Die ständige Erreichbarkeit, oder? Jederzeit für den Chef, für aufdringliche Telefonakquisiteure und weiß der Kuckuck wofür erreichbar zu sein... Ganz im Ernst, das ist doch ein Szenario, dass sich direkt aus der Hölle abgeguckt hat, so stellt man sich eine der Höllenqualen vor, die sich der Teufel persönlich ausgedacht hat: Gerade zur Ruhe gekommen wird man durch das penetrante „Piep", „Möp" und „Tüdelü[35]" von Telefon, Email oder andere Messenger gerissen. Damit ist der Herzinfarkt schon vorprogrammiert.

Was aber kann man nun tun? Die Lösung ist relativ leicht. Wohlgemerkt RELATIV leicht. Machen Sie sich einfach entbehrlich… „WAAAS?? DANN VERLIER' ICH DOCH MEINEN JOB…!!!" Das oder ähnliche Einwendungen werden viele nun einbringen. Viele Menschen sehen es als Privileg, als Zeichen ihrer gehobenen Stellung an unverzichtbar zu sein. Aber das ist es bei Weitem nicht! Wohlgemerkt, Sie sollen sich entbehrlich machen, um sich wichtigen Aufgaben zu widmen, nicht überflüssig! Wo der Unterschied ist? Überflüssig ist man[36], wenn man unnütze Tätigkeiten ausübt, die keinem etwas nutzen. Wenn Sie den ganzen Tag „lochen und abheften" ist das vielleicht eine entspannende, möglicherweise meditative Tätigkeit… Die Sie aber so gar nicht weiterbringt… Entbehrlich werden Sie, wenn Sie ein System schaffen, in dem Sie nur noch die Prozesse steuern und überwachen: Beispielsweise durch Delegation!

Am einfachsten lässt sich das anhand von Führungskräften demonstrieren: Oftmals werden diese als überflüssig angesehen, weil sie –so mutmaßt man- den lieben langen Tag

---

[35] Zum Glück gibt es ja da noch die großartige Klingelton-Industrie, die es uns ermöglicht, dass wir auch durch unsere Lieblingslieder oder durch andere 8-Bit-Sounds, als auf dem Handy installiert, gestört werden können…

[36] Achtung! Kein Mensch ist überflüssig, hier geht es nur beispielhaft um den betrieblichen Ablauf im Modell!

nichts machen. Ist das wirklich so? Dann lassen Sie uns einmal gemeinsam überlegen:

- Was ist die Aufgabe einer Führungskraft?

    Richtig, Sie soll führen!

- Wie führt man am besten?

    Nun, kurz zusammengefasst: durch Aufgabenverteilung, ggf. Anleitung und Kontrolle der Ergebnisse.

- Was ist nicht die Aufgabe einer Führungskraft?

    Das ist schon schwieriger... Was nicht zur Aufgabe der Führungskraft gehören sollte ist das operative Tagesgeschäft in der Form von Sachbearbeitertätigkeiten!

Viele Führungskräfte übernehmen aber genau die Arbeiten, für die Sie dem Grunde nach gar nicht bezahlt werden. Die Folge: Dauerhafte Überlastung und kein Freiraum für wichtige Aufgaben... Zum Beispiel das Führen!

Und hier liegt der Ansatz: Delegieren Sie! Auch wenn Sie kein „Vorgesetzter" sind. Viele Dinge des täglichen Lebens, die wir tun, könnten auch von anderen -vielleicht sogar besser- erledigt werden! Die Steuererklärung, die Geldanlage... Die Liste ließe sich unendlich fortsetzen, aber alle Angelegenheiten, die wir delegieren, erlauben uns etwas ganz wichtiges zu gewinnen: Zeit!

Das wichtigste in Kürze

- Nehmen Sie Geschwindigkeit aus Ihrem Alltag, indem Sie sich auf wichtige Dinge konzentrieren. Nehmen Sie regelmäßige Auszeiten, um über Ihre Zielsetzungen nachzudenken und justieren Sie nach, falls dies erforderlich scheint.

- Überlegen Sie, welche Aufgaben Sie bei Ihren Zielen weiterhelfen. Seien Sie kritisch und sortieren Sie auch ruhig nicht zielführende Aufgaben aus!

- Lassen Sie Aufgaben, die nicht unbedingt von Ihnen selbst gemacht werden müssen, von anderen erledigen.

- Machen Sie sich im Beruf entbehrlich für einfache Tätigkeiten und unentbehrlich für die wirklichen Herausforderungen.

- Planen Sie in Ihrem Kalender freie Zeit nur für sich ein. Und zwar wirklich FREIE Zeit, nicht bloß „Pufferzeiten"! Machen Sie ruhig einmal einen lieben langen Tag absolut gar nichts…

Kapitel 18

Achten Sie auf Ihre Finanzen! – Schaffen Sie sich Ihre persönliche Freiheit

„Geld allein macht nicht unglücklich."
Peter Falk (1927-2011)

Nicht unwesentlich viele Menschen sind der Ansicht, dass alles gut wird, wenn sie viel Geld verdienen. Dabei arbeiten Sie tagein, tagaus, verdienen mehr oder weniger viel Geld, geben dieses für tolle Dinge aus oder verjubeln es einfach und meinen dann, dadurch glücklich werden zu können. Und so werden sie irgendwann unzufrieden, erfreuen sich nicht mehr an den Dingen die sie kaufen und versuchen noch mehr zu verdienen, um teurere tolle Sachen zu kaufen und ihr Geld auf kostspieligere Art zu verjubeln.

Meist verdrängen diese armen Menschen, dass wahrer Reichtum nicht durch den bloßen Besitz oder Erwerb von Geld entsteht. Vielmehr entsteht Reichtum durch die innere Einstellung. Dies gilt nicht nur für die Einstellung zum Geld. Wenn Sie intrinsische Motive haben, dann wird Geld zu etwas wunderbarem, nämlich zu einer unterstützenden Kraft. Wenn aber Geld Ihre einzige Motivation sein sollte, dann kann der Traum vom großen Geld schnell zum Albtraum werden.

Sorgen Sie dafür, dass Geld keine zu große Rolle in Ihrem Leben spielt. ABER: Nehmen Sie es auch nicht auf die leichte Schulter!

Sparen Sie regelmäßig einen bestimmten Betrag. Versuchen Sie sich nicht kaputtzusparen, aber seien Sie trotzdem ehrgeizig. Am besten eröffnen Sie ein separates Konto, auf das Sie jeweils zum Monatsanfang[37] einen festen Betrag überweisen. Und noch ein Hinweis in diesem Zusammenhang: Sparen Sie nie für „schlechte Tage". Sie würden Ihrem Unterbewusstsein suggerieren, dass es Ihr Ziel ist, eben solche schlechten Tage zu erreichen. Und meist erreichen wir dieses Ziel dann auch, indem irgendetwas Unvorhergesehenes eintritt. Außerdem leben Sie in ständiger Angst vor dem Ungewissen. Tun Sie sich das bitte in dieser Form nicht an! Seien Sie positiv eingestellt: Sparen Sie, um Vermögen aufzubauen! Sehen Sie dieses Ziel vor Ihrem geistigen Auge, motivieren Sie sich, indem Sie sich und Ihrem Unterbewusstsein klarmachen, wie schön es doch ist, wohlhabend zu sein!

Ein weiterer Hinweis am Rande: Sparen bedeutet in der klassischen Definition einen Konsumverzicht. Das klingt zuerst einmal hart. Kann es auch sein! Üben Sie daher, bevor Sie sich in ein asketisches Leben stürzen! Das ist unrealistisch und könnte Ihnen den Spaß am Leben verderben. Sie leben ja schließlich nicht um des Geldes willen. Geld soll Sie in Ihrem Leben unterstützen. Suchen Sie sich einfach einzelne Bereiche

---

37 Bzw. dann, wenn Sie auf Ihrem Konto Ihre Geldeingänge verbuchen. Es soll ja tatsächlich Leute geben, die am Ende oder in der Mitte eines Monats Geld erhalten... Und dann gibt es leider ganz viele, die am Ende des Geldes noch ganz viel Monat übrig haben.

aus, in denen Sie Geld einsparen können. Beispielsweise könnten Sie überprüfen, ob das Zeitungs-Abo für Sie noch Sinn macht, oder ob die gelieferte Zeitung regelmäßig ungelesen ins Altpapier wandert. Suchen Sie nach entsprechenden Gelegenheiten in Ihrem Leben. Auch Kleinstbeträge, wie z.B. der Kaffee am Bahnhof, können dazugehören. Sie glauben zunächst wahrscheinlich gar nicht, was da für Beträge zusammenkommen können… Schreiben Sie doch mal zu Beginn jede einzelne Aufgabe auf. Das ist am Anfang lästig, verschafft Ihnen jedoch einen wertvollen Einblick in Ihr Ausgabeverhalten.

Das Ziel ist es letztlich, weniger auszugeben, als Sie einnehmen. Die eingesparten Beträge können Sie getrost an die Seite legen und für sich arbeiten lassen. Eine weitere Möglichkeit besteht natürlich außerdem darin, mehr einzunehmen als Sie ausgeben. Auch diese Differenz können Sie gewinnbringend anlegen. Das klingt, als wäre es das gleiche? Nun, nicht ganz: Je mehr Sie einnehmen, desto mehr werden Sie versucht sein, auch mehr auszugeben. Damit wären Sie im ständigen Wettlauf um noch mehr. Es ist wahrscheinlich kaum vorstellbar, aber es gibt Menschen, die verdienen 5.000,00, 10.000 oder 25.000,00 Euro im Monat und haben immer noch das Gefühl zu wenig zu haben. Die Konsequenz ist, dass diese Menschen unter ihren Möglichkeiten, was das Sparen angeht bleiben. Damit gehen Sie sehenden Auges das Risiko ein, bei Versiegen der Zahlungsströme plötzlich ohne irgendetwas außer einem gigantischen Lebensstandard dazustehen. Die dramatische Folge ist der Absturz, der umso tiefer ist, je höher das Einkommen und je niedriger die Rücklagen sind.

Wenn Sie jedoch versuchen, zunächst möglichst weniger auszugeben, können Sie die ganze Sache strukturell angehen. Alles was Sie dafür tun müssen, ist finanzielle Intelligenz zu entwickeln. Wissen Sie, welche Ausgaben wofür jeden Monat anfallen? Hier geht es nicht um das Sparen, wie es oben beschrieben wird. Hier geht es um das Verstehen Ihrer Ausgaben. Besparen Sie einen Fonds? Dann überlegen Sie doch mal, ob Sie wissen, worin dieser überhaupt investiert ist. Haben Sie eine Rechtsschutzversicherung? Ok, es lässt sich darüber streiten, ob diese generell sinnvoll ist oder nicht, das sollte aber jeder für sich selber abschätzen. Aber wissen Sie, in welchen Angelegenheiten diese überhaupt greift? Viele nehmen zum Beispiel Bausachen aus. Wenn man dann mal in der misslichen Lage ist, diese in Anspruch nehmen zu wollen, steht man auf einmal da… Das A und O in finanziellen Anlagen ist das Verständnis. Sonst werden Sie abgezockt. Gnadenlos und völlig legal. Verlassen Sie sich nicht nur auf Ihr Bauchgefühl oder gute Tipps von Freunden, Kollegen und erst recht aus dem Familienkreis. Prüfen Sie, ob Sie das jeweils angepriesene Finanzprodukt verstehen und überlegen Sie, wofür es überhaupt steht. Versuchen Sie nachzuvollziehen, warum ein Finanzprodukt reagiert, wie es reagiert. Wenn Sie z.B. aus dem Bereich Aktien zwei Unternehmen der gleichen Branche vergleichen, werden Sie feststellen, dass diese nicht gleich auf bestimmte Meldungen reagieren.

Ein weiterer psychologischer Effekt, der nicht zu verachten ist, liegt darin, nicht für Notfälle zu sparen. Viele Menschen legen etwas „für schlechte Zeiten" zurück. Und wissen Sie was? Diese werden dann auch kommen… Wenn man etwas so sehnsüchtig erwartet und darauf hinarbeitet, programmiert man sein Unterbewusstsein quasi darauf, schnell einen solchen Notfall herbeizurufen. Sparen Sie, um ein echtes Ziel zu erreichen: Wohlstand[38]! Das lohnt sich nämlich wirklich und ist erstrebenswert, weil Sie gleichzeitig Ihren Blick auf das Positive richten und nicht am Negativen „hängenbleiben".

Und noch etwas... Versuchen Sie Schulden zu vermeiden. Sicherlich gibt es kluge Investitionen, für die sich die Aufnahme eines Kredites lohnt. Auch die eigenen vier Wände mögen als eine solche Investition angesehen werden. ABER: Sie binden sich zum Teil für Jahrzehnte. Ist es das wirklich wert? Wenn Sie Schulden haben, versuchen Sie diese los zu werden, also schnellstmöglich abzuzahlen. Sorgen Sie dafür, dass Ihre Finanzierung strukturell gesund aufgestellt ist! Wenn Sie Ihren Dispo in einer Summe aus Ihren Ersparnissen ausgleichen, ist das möglicherweise sinnvoll[39], aber wenn Ihre laufenden Ausgaben Ihre laufenden Einnahmen übersteigen, werden Sie schnell wieder in den roten Zahlen landen. Versuchen Sie also zu ergründen, wie Sie ggf. Ihre Ausgaben reduzieren und Ihre Einnahmen erhöhen können.

---

38 Sie können es nennen, wie Sie wollen... Ob „finanzielle Freiheit", „finanzielle Unabhängigkeit" oder wie auch immer: Sie müssen sich tatsächlich damit wohlfühlen! Das bedeutet, dass Sie ein entsprechendes Wohlstandsbewusstsein entwickeln müssen...

39 In der Regel ist es absolut sinnvoll, den Dispo so schnell wie möglich auszugleichen... Die Zinsen hierfür belaufen sich zum Teil auf das zehnfache als für Sparguthaben bei der gleichen Bank erzielt werden können!

Bei lang laufenden Krediten ist es ein wenig anders: Die Zinssätze sind meist erheblich niedriger als die Dispozinsen. Deshalb wird oft angeraten, den teuren Dispo durch ein Darlehen abzulösen. Soweit, so gut... Klingt ja zunächst einleuchtend. Sie sparen Zinsen... Aber ist das wirklich so? Zwischen Zinssatz und gezahlten Zinsen ist ein nicht unerheblicher Unterschied. Wenn Sie für Ihre Hypothek 3,0 % Zinsen zahlen, zahlen Sie diese meist zwanzig, dreißig Jahre lang. Wenn Sie dann mit 1,0 % tilgen, zahlen Sie im Endeffekt den doppelten Betrag zurück, den Sie sich geliehen haben.

Und bedenken Sie bitte eins: nichts ist nerviger und frustrierender, als für andere Leute arbeiten zu gehen. Geld ist nämlich dem Grunde nach mit Energie aufgeladen. Und zwar mit Ihrer Energie! In dem Betrag, den Sie am Monatsende für Ihre Arbeit erhalten, stecken IHRE Zeit, IHRE Mühen, IHR Ärger, IHRE Freude... Gehen Sie nicht achtlos mit diesen Ressourcen um! Wir alle ärgern uns über Tagediebe, die uns Zeit und Nerven rauben. Gleichzeitig geben wir aber Unsummen für Tinnef und unnützes Zeug aus... Überlegen Sie am besten demnächst, wenn Sie eine Ausgabe tätigen wollen oder sich dabei ertappen, wie Sie dies grade unbewusst tun, ob diese wirklich notwendig ist. Sind Sie bereit, für irgendetwas unsinniges, das Sie sich leisten wollen tatsächlich eine Stunde länger im Büro zu sitzen?

Das wichtigste in Kürze

- Überlegen Sie sich, was Sie wirklich brauchen und was Sie gerne hätten. Oft sind die Dinge, die wir gerne besitzen würden nicht zwangsläufig das, was wir wirklich brauchen…

- Sparen Sie regelmäßig einen festen Teil Ihres Einkommens.

- Überlegen Sie, wie Sie Ihr Geld am besten anlegen können. Investieren Sie nur in solche Anlagen, bei denen Sie sich wohl fühlen

- Vertrauen Sie auf Ihr Bauchgefühl, wenn Sie eine Anlage aussuchen. ABER überprüfen Sie kritisch, ob Sie die Anlage und die damit verbundenen Risiken wirklich verstehen! Wägen Sie Chance und Risiko ab. Wenn das nicht möglich ist, oder Sie keine ausreichenden Informationen über eine Anlage erhalten können: Finger weg!!!

Kapitel 19

Widerstehen Sie der Gier! – Halten Sie sich jede Versuchung vom Hals

„Habgier und Frieden schließen einander aus"
Erich Fromm (1900-1980)

Können Sie sich vorstellen, dass Sie jemals in die Versuchung kommen könnten, den Hals nicht vollzukriegen? Wenn Sie sich selber einschätzen würden, wären Sie jemand, den die Gier nicht in ihre Fänge kriegen könnte?

Seien wir mal ehrlich: Viele Menschen haben während des Platzens der Spekulationsblase im Jahre 2000 zum ersten Mal ernsthafte Bekanntschaft mit ihrer eigenen Gier gemacht. Besonders erschreckend ist, dass vor allem die Personen eine besondere Gier an den Tag gelegt haben, die dem Grunde nach als besonders bodenständig gelten... Rentner, Hausfrauen und andere Menschen, die zuvor überhaupt nichts mit der Börse am Hut hatten, haben gezockt, gewonnen und... im Endeffekt viel Geld verloren. Wie das so weit kommen konnte? Ganz einfach: Diese Menschen waren von ihren Erfolgen in den steigenden Märkten geblendet und wurden letztlich durch die eigene Gier zum dranbleiben verführt... Zum Schluss haben viele Menschen viel verloren und sich im Anschluss geschworen, nie wieder an der Börse zu spekulieren.

ABER: Es gab ja auch Gewinner... Wie das? Die Märkte sind doch, nachdem sie Höchststände markiert haben, nahezu ins bodenlose gefallen... Wie konnte es denn dabei Gewinner geben? Die Antwort ist erstaunlich leicht: Die Menschen, die nicht alles verloren -und im Gegenteil sogar erstaunliche Gewinne verbuchen konnten- haben entweder erstaunliche Glück gehabt, waren schlichtweg zu langsam oder sind rechtzeitig ausgestiegen und nicht wieder in den Markt gegangen, weil sie gute Gewinne realisieren und die eigenen Ziele erreichen konnten.

Die Gier ist eine Eigenschaft, von der wir grundsätzlich behaupten würden, dass wir ihr nie zum Opfer fallen würden... und gerade das macht sie so gefährlich. Aber was soll man denn nun konkret tun, um der Gier zu wiederstehen? Nun, dem Grunde nach können wir der Gier wiederstehen, wenn wir uns an einen Plan halten... „Aber wenn mein Plan nun schon von Gier getrieben war...?" könnten Sie jetzt einwenden. Und zwar zu Recht: Viele Ziele werden hochgesteckt, was grundsätzlich lobenswert ist. Aber mal ehrlich: Wenn Sie ein Ziel –mag es noch so hoch sein- für sich entwickelt haben, haben Sie auch abgewogen, oder? Selbst wenn Sie Ihre Erwartungen höher geschraubt haben, weil das anvisierte Ziel sich im Nachhinein als zu klein erwiesen hat, haben Sie eine rationale Entscheidung getroffen. Die Frage, die sich also stellt ist doch dementsprechend schlicht und ergreifend folgende:

WAS IST GIER?

Schaut man in ein Lexikon, findet man unter dem Stichwort Gier sicherlich Erklärungen wie „starkes Verlangen, Begehren".

Aha… Das sagt jetzt nicht wirklich viel aus, das würde man unter dem Schlagwort „WOLLEN" sicher auch finden. So weit, so gut…

Schaut man in den religiösen Bereich, kommt man der Sache schon etwas näher: Her wird Gier nämlich unter anderem als eine der „Sieben Todsünden" oder eines der „Sieben Hauptlaster" bezeichnet. Besonders trefflich lässt es sich die Gier aber aus der buddhistischen Lehre beschreiben: Hier wird diese nämlich als eine der „Drei Geistesgifte[40]" bezeichnet…

Und hierin liegt eine treffliche Bezeichnung. Die Gier vergiftet unser Denken, kann uns sogar süchtig machen. Wie bei den meisten Suchtmitteln passiert das schleichend, aber nachhaltig. Irgendwann wird der Drang, immer mehr zusammenraffen zu wollen, immer größer und man kann gar nicht mehr anders, als immer mehr haben zu wollen. Das ganze Denken kreist nur noch um das Haben um des Habens Willen. Die ursprünglich wesentlichen Ziele rücken dann zusehends in den Hintergrund und man driftet in ein Leben der Sinnlosigkeit ab.

Das bloße Besitzen oder immer das zu bekommen, was man haben will, kann kein erfüllender Lebensinhalt sein. Alleine schon deshalb, weil Ihre arme Seele ständig mit dem Bewusstsein gequält würde, niemals zur Ruhe zu kommen.

Das bezieht sich übrigens nicht bloß auf Geld. In vielen Lebensbereichen werden wir verführt. Wir gieren nach

---

[40] Als die beiden anderen Geistesgifte gelten „Hass" und „Verblendung".

Anerkennung –sei es Lob oder Geld-, nach Liebe, nach Spaß nach Pommes mit Majo und was man sich sonst noch so alles vorstellen kann.

Setzen Sie sich ruhig große Ziele, auch für Ihr Vermögen. Das ist grundsätzlich nicht falsch! Aber seien Sie bitte unbedingt achtsam. Überprüfen Sie Ihre Zielerreichung und erlauben Sie sich, an dem erreichten zu freuen. Nicht immer mehr zu haben macht uns glücklich, sondern die Gewissheit, „Es" geschafft zu haben.

Das wichtigste in Kürze

- Gehen Sie in sich und überlegen Sie, was Sie zum Leben wirklich brauchen.

- Setzen Sie große Pläne, aber machen Sie bescheidene Zielvorgaben. Werden Ihre Zielvorgaben überschritten, analysieren Sie den Erfolg und dessen Ursachen.

- Erfreuen Sie sich daran, was Sie erreicht haben und was Sie besitzen. Seien Sie demütig und dankbar! Machen Sie sich klar, dass Sie etwas besitzen oder erreicht haben, was vielen Menschen nicht gelungen wäre oder diese nicht besitzen können.

- Schaffen Sie einen emotionalen Ausgleich! Materieller Besitz macht Sie niemals so glücklich, wie beispielsweise die Freude einer Familie, wenn Sie nach einem langen Arbeitstag heimkommen.

- Geben Sie hin und wieder einfach mal etwas ab! Sie könnten beispielsweise Kleidung, die Sie nicht mehr tragen in die Altkleidersammlung geben oder auf der Einkaufsstraße in Ihrer Nähe eine Obdachlosenzeitschrift kaufen.

Kapitel 20

Führen Sie ein Leben mit Begeisterung – Entdecken Sie das Wunder der Erfüllung!

„Es gibt erfülltes Leben trotz vieler unerfüllter Wünsche."
Dietrich Bonhoeffer (1906-1945)

Glauben Sie, dass eine gute finanzielle Position Ihnen allein Glück bescheren kann? Viele Menschen denken, dass es zumindest nicht schädlich ist, genug auf der hohen Kante zu haben. Schließlich kann man dann ein sorgenfreies Leben führen... Das Problem ist, dass Geldsorgen nicht das einzige ist, was uns belasten kann. Hinzu kommen möglicherweise gesundheitliche Probleme, schwierige zwischenmenschliche Beziehungen oder die Sorge um einen geliebten Menschen. Die Liste ließe sich nahezu unendlich fortsetzen. Der Besitz von Geld kann zwar in gewisser Weise einen Teil unserer Sorgen eliminieren, allerdings kann er auch zur Belastung werden. Vor allem dann, wenn wir ständig in Angst leben, dass uns jemand unser Erspartes wegnehmen könnte, belasten wir uns unnötig. Können Sie sich vorstellen, mit einem Gewehr neben dem Bett zu schlafen, weil Sie Angst haben müssen, jemand könnte in Ihr Haus eindringen? Es gibt tatsächlich Gegenden in der Welt, in denen Menschen so leben... Und das nur, weil Sie wohlhabend sind. Aber glauben Sie, dass dies wahrer Wohlstand ist?

Ein essentieller Baustein für Wohlstand ist immer auch mit „Wohlsein" verbunden. Das bedeutet, dass Sie sich –vor allem auch mit dem was Sie erreicht und dem was Sie sich vorgenommen haben- wohlfühlen können. Wenn Sie mit Bauchschmerzen zur Arbeit fahren, nur weil Sie das Doppelte verdienen, als Sie anderswo kriegen könnten, hat nichts mit Wohlstand zu tun. Theoretisch könnten Sie zwar rein einkommenstechnisch zu den wohlhabendsten Persönlichkeiten im ganzen Land zählen, wenn Sie das nicht entsprechend genießen können, haben Sie gar nichts davon!

Dahingehend stellt sich die Frage, ab wann man denn dann eigentlich als wohlhabend geschweige denn reich anzusehen ist, wenn Geld nicht die wichtigste Rolle hierbei spielt. Die Antwort ist relativ leicht, wenn auch eher mystisch angehaucht: Die Antwort liegt in uns selbst! „Toll!" werden Sie jetzt vielleicht denken, „war ja klar". Nun, die Antwort ist in der Tat so leicht. Es gibt Menschen, die verdienen sehr viel weniger Geld als der Bevölkerungsdurchschnitt und sind trotzdem glücklich. Friseure sagt man zum Beispiel, sollen die glücklichsten Menschen bzw. Arbeitnehmer sein. Wer auch immer das erhoben hat, die Einkommensverhältnisse kann derjenige hierbei nicht berücksichtigt haben, gelten doch einige Arbeitnehmerinnen und Arbeitnehmer aus dem Friseurhandwerk[41] als Armutsgefährdet. Aber was ist dann das Geheimnis?

---

[41] Vor allem sind hier die Lehrlinge betroffen!

Nun, eine mysteriöse Erkenntnis der Wissenschaft geht davon aus, dass Handwerker generell ein recht glückliches Leben führen. Warum? Weil Sie etwas erschaffen. Mit den eigenen Händen erschaffen Sie Dinge quasi aus dem Nichts und das Wichtigste: Sie sehen, was sie geschaffen haben. Aus einem Haufen Steinen wird ein Haus, aus ein paar Brettern ein wundervolles Möbelstück. Aber ist es wirklich so, dass alle Handwerker glücklich sind? Wohl kaum, dann würden uns auf den Baustellen der Welt nur supergelaunte Gesichter anstrahlen...

Essentiell ist der Umstand, dass diejenigen, die glücklich sind, das Gesamtwerk vor Augen haben. Dieses nimmt nach und nach seine angedachte Form an und zeigt damit den Erfolg des Wirkens. Nun ist es jedoch eines der größten „Probleme" unserer Zeit, dass viele Jobs nur noch am Schreibtisch erledigt werden. Unvorstellbar, dass ein Beamter beispielsweise glücklich sein kann oder? In der Regel führt er doch nur Gesetze aus, schreibt Berichte, Vermerke, verfügt dieses oder jenes... Und doch gibt es aus dieser Berufsgruppe glückliche Menschen. „Klar, weil die alle sich auf eine tolle Pension freuen können", denkt sich wohl der ein oder andere. Naja, bis dahin hat er aber noch dreißig, vierzig, fünfundvierzig Jahre zu arbeiten. Und viele Pensionen sind gar nicht so toll, wie man sich das so vorstellt...[42]

---

[42] Die Zahl derer, die mit der statistischen Durchschnittspension in den Ruhestand gehen ist wahrscheinlich geringer als man meint... Also bitte seien Sie auf keinen Fall neidisch: Auch die kleinste Pension ist hart erarbeitet und wurde garantiert nicht bloß „ausgesessen"!

Der Beruf kann uns glücklich machen, muss es aber nicht. Hier kommt es entscheidend darauf an, ob wir das, was wir tun lieben und uns mit Begeisterung dieser Aufgabe widmen. Es muss aber nicht nur der Beruf sein, der uns erfüllt. Erfüllung können wir z.B. durchaus auch in einem schönen Hobby finden.

Suchen Sie etwas, das Sie begeistert! Das ist vielleicht leichter gesagt als getan, aber auch nicht allzu schwer: Lassen Sie sich einfach faszinieren... Wundern Sie sich, staunen Sie über die Dinge um Sie herum. Erleben Sie die Dinge, die Sie jeden Tag sehen als etwas Besonderes. Vieles nehmen wir in dieser schnelllebigen Zeit gar nicht mehr wahr oder sehen es als Selbstverständlich an. Achten Sie auf die Schönheiten der Natur, erfreuen Sie sich an Ihrer Familie... Lernen Sie von Kindern, seien Sie verspielt und probieren Sie Neues aus.[43]

Wenn Ihnen etwas gefällt, halten Sie inne. Genießen Sie den Augenblick und fühlen Sie den Moment ganz bewusst! Entdecken Sie das Wesentliche, das für Sie Wichtige und vergessen Sie alles, was Sie nur belastet...

---

[43] Es gibt wahrscheinlich nichts Schöneres und faszinierenderes als einem Kleinkind beim Spielen zuzuschauen! Es ist immer wieder erstaunlich, was wir von Kindern lernen können: Konzentration, Genügsamkeit, Neugier... Aber besonders faszinierend ist der selbstbewusste Einsatz von Emotionen: Ein Kind lacht, weint und fragt auch nach, wenn die Situation es erfordert.

Das wichtigste in Kürze

- Überlegen Sie, was Sie in Ihrem Leben belastet. Was würde geschehen, wenn Sie das Problem aus dem Weg schaffen würden?

- Können Sie das Problem beeinflussen? Wenn nicht, vergessen Sie's! Was Sie nicht ändern können, braucht Sie auch nicht zu belasten!

- Lernen Sie von den großen Meistern: Den Kindern! Schauen Sie, wie unbeschwert Kinder leben und nehmen Sie sich ein Beispiel: Nehmen Sie Probleme sportlich und seien Sie spielerisch bei der Problemlösung.

- Erschaffen Sie etwas! Planen Sie und halten Sie sich das Resultat, das Sie sich vorstellen vor Augen. Überlegen Sie, wie Sie das Ziel erreichen und wählen Sie Ihren nächsten Schritt auf dieses Ziel zu!

- Nehmen Sie bewusst Ihre Umgebung wahr und lassen Sie sich von den vermeintlich einfachen Dingen begeistern. Staunen Sie über einfache Dinge... Meist stiften Sie einen großen Nutzen!

Kapitel 21

Geben ist seliger denn nehmen – Teilen Sie mit anderen

„Schenken heißt, einem anderen das geben, was man selber behalten möchte."

Selma Lagerlöf (1858-1940)

Ein wichtiger Aspekt, der im Leben einiger Menschen leider zu kurz kommt, ist das Geben. Viele meinen, nichts geben zu können. Dabei geht es doch gar nicht darum, wertvolle Geschenke zu machen oder Unsummen von Geld an „Dritte-Welt-Projekte[44]" zu spenden.

Es sind doch gerade die kleinen Dinge im Leben, die so richtig Freude bereiten, oder? Wie sehr wird das am meisten unterschätzte Geschenk, das wir einem Menschen geben können, völlig außer Acht gelassen: ZEIT!

---

44 Iiih! Das ist ein so ein scheußliches Wort! In unserer Gesellschaft sprechen einige Menschen von einer „Zweiklassengesellschaft", „Zweiklassenmedizin", usf. wenn sie sich zurückgesetzt fühlen. Wie muss ein Mensch sich erst fühlen, wenn er noch dahinter, also in der dritten Reihe steht?

Viele Menschen meinen, Besitz und Eigentum seien unabdingbar für ein wirklich glückliches Leben. Das kann vielleicht teilweise stimmen, ABER: Welche Freude kann es bereiten, riesige Schätze zu horten, wenn man nicht gleichzeitig die Genugtuung hat, Gutes damit bewirken zu können? Und was nützen all die Reichtümer, wenn wir weder die Zeit noch die Muße haben, diese überhaupt zu genießen... Hier stellt sich insoweit natürlich die Frage, wie man seinen Besitz überhaupt genießen kann. Im Buddhismus z.B. wird Besitz sogar eher als Belastung angesehen. Schließlich kann man davon ja nichts „mitnehmen". Auch in unseren Kulturkreisen gibt es Sprüche wie „das letzte Hemd hat keine Taschen" usf. Und blickt man sich in der Welt um, gibt es durchaus genug Elend. Viele Menschen in der Welt haben kaum genug zum täglichen Überleben oder müssen sklavenartige Arbeiten verrichten, um ihren Lebensunterhalt einigermaßen sicherzustellen. Vielen fehlt es an den notwendigsten Dingen, die für uns als selbstverständlich gelten. „Wir haben auch dafür gearbeitet" mag so mancher denken. Ja, das stimmt. Und den erworbenen Wohlstand haben wir uns auch durch redliche Arbeit verdient... Wirklich? Vieles von dem, was wir heute haben verdanken wir früheren Generationen: Der Frieden wurde durch unzähliges Leid vieler Menschen in unzähligen Kriegen teuer „erkauft". Wir wissen heute gar nicht, was Krieg eigentlich wirklich bedeutet... Und wenn nur aus dem Fernsehen. Wäre es dahingehend nicht angemessen, dass wir dankbar sind? Ein nahezu einfacher Ausdruck von Dankbarkeit ist das Geben: Wenn wir genug haben, dass wir keinen Hunger, keine Not, kein Elend fürchten müssen ist das ein wunderbares Geschenk! Empathie ist eine menschliche Eigenschaft. Vor allem aus dieser heraus sollten wir sensibilisiert sein für unsere Mitmenschen –egal wo in der Welt- und deren Sorgen, Ängste und Nöte. Wir sollten mitfühlen. Aus diesem Mitgefühlt heraus können wir zeigen, dass wir für das, was wir haben, dankbar sind... und anderen helfen...

Ein weiterer nicht zu unterschätzender Aspekt liegt darin, dass wir, wenn wir etwas aus freien Stücken von uns geben, oftmals auch etwas zurückbekommen. Meist können wir darauf hoffen, dass uns ein Gefallen, den wir irgendwann einem anderen Menschen getan haben, erwidert wird. Zumindest erzeugen wir ein Gefühl von Dankbarkeit und des Vertrauens in eine funktionierende Welt...

Wir tun uns auch im beruflichen und gesellschaftlichen Umfeld am besten damit, anderen das Gefühl zu vermitteln, dass sie profitieren. „Was Du nicht willst, das man Dir tu, das füg' auch keinem anderen zu!"[45]. Das kennen Sie sicher... Umgekehrt gilt prinzipiell das Gleiche: Wenn ich von anderen erwarte, dass Sie eine bestimmte Verhaltensweise mir gegenüber an den Tag legen, muss ich mit gutem Beispiel vorangehen.

---

45 Liebe Leserin, lieber Leser: Ich gelobe hiermit, dass ich in diesem Kapitel zum letzten Mal auf das arme Phrasenschwein eingedroschen habe!

Das wichtigste in Kürze

- Wir alle können anderen etwas geben… Das kostbarste ist Zeit!

- Das letzte Hemd hat keine Taschen: Überlegen Sie, was Sie aus Ihrem Besitz abgeben können.

- Seien Sie Dankbar und bringen Sie diese zum Ausdruck: Auch ein einfaches „Danke!" kann Menschen glücklich machen…

- Mitgefühl schenken heißt, sich in andere hineinversetzen zu können. Wenn wir wissen, was den anderen bewegt, können wir gezielt geben.

Kapitel 22

Ehrlich währt am längsten – Anstand versus Abstand

„Der Edle schämt sich, wenn seine Worte seine Taten übertreffen."

Konfuzius (551-479 v.Chr.)

Egal was Sie tun, bleiben Sie authentisch! Bleiben Sie sich selber treu, aber bleiben Sie ehrlich dabei! Das ist von entscheidender Bedeutung! So wie Sie von anderen Menschen gebraucht werden, so werden auch Sie hin und wieder die Hilfe von anderen Menschen benötigen. Hierzu müssen Sie allerdings Vertrauen aufbauen. Das heißt nicht nur, dass Sie anderen Vertrauen schenken, sondern dass Sie selber vertrauenswürdig und zuverlässig sein müssen. Das schaffen Sie am besten über Ihre Authentizität.

Vertrauen schafft Nähe, Nähe wiederum beflügelt Vertrauen. Auch wenn das platt klingen mag, es ist einfach so! Zwar soll es historisch so gewesen sein, dass Herrscher vor allem diejenigen in ihrer Nähe –sprich am Hofe- hatten, denen sie nicht vertrauten. Und das nur, um diese beobachten und unter Kontrolle zu halten. Aber meinen Sie, dass das ernsthaft zu einem glücklichen Klima geführt hat? Ich glaube das eher nicht! Eine solche Gesellschaft muss zwangsläufig durch Angst und

Misstrauen geprägt sein. Jeder ist dann nämlich so auf seine Handlungen fixiert um ja nichts falsch zu machen. Das aber wiederum bedeutet, dass man sich weder als Person, noch die Sache an sich weiterentwickeln kann.

Beides ist jedoch unabdingbar. Jede Beziehung, egal welcher Art –ob in der Liebe oder im Beruf- muss wachsen. Dieses Wachstum muss bei allen in dieser Beziehung stehenden Personen gleichermaßen erfolgen. Geschieht dies nicht, entwickeln sich die Beteiligten in verschiedene Richtungen. Etwas was nicht mehr wächst, stirbt. Eine Beziehung, die nicht wächst, stirbt ebenso wie ein Unternehmen oder eine Pflanze. Wachstum ist Leben. Ein solches Wachstum ist einzig und allein durch Vertrauen möglich. Vertrauen in den Partner, Vertrauen in die Kunden, Vertrauen in meine Mitarbeiter... Die Liste ließe sich unendlich[46] fortsetzen. Essentiell in diesem Zusammenhang ist, dass dieses Vertrauen erarbeitet werden muss. Und das gelingt eben am besten durch Beständigkeit und Ehrlichkeit!

Eine wichtige Regel in diesem Zusammenhang: Versprechen Sie nichts, was Sie nicht halten können! Bleiben Sie realistisch. Sie können, ja sollten sogar visionär sein, wenn Sie etwas versprechen. Sie müssen dann aber auch entsprechend handeln! Worte ohne die für die Umsetzung notwendigen Taten sind absolutes Gift für jede Art von Beziehung. Versprechungen, denen keine Umsetzung folgt sind leere

---

46 Schon wieder eine Übertreibung! Ich habe den Begriff der Unendlichkeit nur deshalb bemüht, weil ich der Ansicht war, genug Beispiele gewählt zu haben...

Versprechungen! Leere Versprechungen schaffen Frust und Misstrauen.

Ähnlich verhält es sich mit den berüchtigten Tiefstaplern: Diese verlieren schnell ihre Glaubwürdigkeit, wenn Sie stets besser sind, als sie vorgeben zu sein. Bestes Beispiel sind an dieser Stelle Gehaltsverhandlungen... Haben Sie schon einmal die Tarifstreite beobachtet, wenn die eine Seite Forderungen aufstellt, mit Streiks droht? Die andere Seite jammert, die Forderungen seien unbezahlbar, Massenentlassungen wären die Folge, der ganze Wirtschaftsstandort werde deshalb vor die Hunde gehen, und, und, und... In den meisten Fällen trifft man sich in der Mitte, bis auf ein paar Warnstreiks passiert nichts und das Unternehmen meldet ein paar Tage nach den Abschlüssen Rekordergebnisse... Der Dumme ist der, um den es im Endeffekt geht – oder besser gehen müsste: Der Arbeitnehmer. Wen wundert es, dass immer mehr Menschen nur noch Dienst nach Vorschrift schieben, anstatt sich mit Leib und Seele im Unternehmen oder für die Gewerkschaftsarbeit zu engagieren. Wer so oft angelogen wurde, von dem braucht man schließlich kein Vertrauen verlangen...

Apropos Vertrauen und Versprechungen: Bezahlen Sie Ihre Rechnungen pünktlich! Am besten sofort!! Wenn Sie eine Leistung erhalten haben und Ihnen ein Zahlungsziel gesetzt wurde, halten Sie dieses ein. Ihr Vertragspartner hat Ihnen eine Leistung zukommen lassen in dem Vertrauen, dass er dafür auch Geld erhält. Sie haben überdies mit dem Vertragsabschluss versprochen, die Leistung auch zu bezahlen. Wenn Sie die Zahlungen immer weiter hinausschieben, verhalten Sie sich unfair und leben auf Kosten des anderen. Der

Begriff Vertragspartner kommt nicht von ungefähr und zielt auf gegenseitiges Vertrauen ab. Wenn Sie den anderen hängen lassen, zeugt das nicht von partnerschaftlichem Verhalten. Im Gegenteil, wenn Ihre Vertragspartner immer hinter ihrem Geld hinterherlaufen müssen, werden Sie sich vielleicht überlegen, ob sie Sie künftig noch beliefern wollen. Ähnlich verhält es sich mit Leistungen, für die Sie Geld erhalten. Wenn Sie Eine Dienstleistung oder ein Produkt anbieten, liefern Sie dieses auch! Und zwar zügig... Ziehen Sie sich nicht auf solche Klauseln wie „Produkt ähnlich Abbildung" zurück. Beschreiben Sie genau, was Sie zu bieten haben und seien Sie auch ehrlich und lehnen Sie lieber einen Auftrag ab, wenn Sie diesen nicht rechtzeitig ausführen können. Es passiert immer wieder, dass man Handwerker ins Haus bestellt, die entweder gar nicht wie vereinbart kommen oder zigmal nachbessern müssen. Machen Sie es nicht genau so! Niemals! Dann können Sie nachts auch mit ruhigem Gewissen einschlafen...

Das wichtigste in Kürze

- Bleiben Sie sich selber treu! Authentizität ist der Schlüssel... Wer sich so gibt, wie er ist, ist einfach natürlicher und vertrauenerweckender.

- Übertreiben oder untertreiben Sie nicht! Versprechen Sie nicht zu viel, wenn Sie dieses Versprechen nicht einhalten können, stapeln Sie aber auch nicht tief! Wenn jemand merkt, dass Sie mehr geben können, fühlt er sich weniger wertgeschätzt!

- Schaffen Sie vertrauen in sich selbst: Zahlen Sie Ihre Rechnungen immer pünktlich und am besten sofort!

Kapitel 23

Mitmenschen einbeziehen – Nehmen Sie Ihre Liebsten mit auf die Reise, sonst reisen Sie allein!

„Ja, ich habe Karriere gemacht. Aber neben meiner Familie erscheint sie mir unbedeutend."

Lee Iacocca (*1924),

Viele Menschen legen in ihrem Leben atemberaubende Karrieren hin... Und trotzdem sind sie im Endeffekt absolut bemitleidenswerte Wesen. Menschen, die zwar Unsummen an Geld gemacht haben aber keine Zeit gefunden haben, eine Familie zu gründen oder zu behalten.

Gerade in der heutigen Zeit ist so gut wie alles dem Geld und der Arbeit untergeordnet. Das ist bedauerlich, weil vor allem Errungenschaften der Vergangenheit[47] ausgehebelt und durch Zertifikate, die bescheinigen, dass der Brötchengeber „Familienfreundliches Unternehmen" ist etc., ersetzt. Nicht zertifiziert wird insoweit der Schwung an Überstunden, die

---

47 Nehmen wir als Beispiel die 40-Stunden-Woche, die ja als eine großartige Errungenschaft anzusehen ist und mit Slogans wie „Samstags gehört Vati mir!" errungen wurde... Erinnern Sie sich daran? Wenn nicht: Ich auch nicht, das dazugehörige Plakat stammt nämlich aus dem Jahre 1956...

geleistet werden müssen, der Druck des Wettbewerbes und der gesteigerten Verantwortung, die auf jedem Arbeitnehmer lastet, die Angst der Menschen um den eigenen Arbeitsplatz...

Wie schön ist es doch dann, wenn man nach einem stressigen Tag –so gegen acht- nach Hause kommen kann, um den nörgelnden Ehepartner und die streitenden kleinen Fremdlinge im Hintergrund streiten sieht... Was das jetzt soll?? Das ist bittere Realität für viele Menschen! Viele Menschen kommen abgekämpft nach Hause, müssen sich nach dem Riesenanpfiff des Chefs, weil die Umsätze nur um 4,9% statt der erwarteten 5,0% gewachsen seien dann noch anhören, dass man den Hochzeitstag oder das Fußballspiel des Mittleren vergessen habe und deshalb völlig unzuverlässig sei.

Das ist doch traurig, oder nicht? Sowas kann doch kein Mensch wollen. Wollen viele auch nicht, deshalb haben sie erst gar keine Familie.

Aber das Geheimnis kann doch nicht die Enthaltsamkeit und der Rückzug aus dem gesellschaftlichen Leben sein... Familie ist mehr als nur Gesellschaft: Sie ist die Rückzugsmöglichkeit in der wir unsere Reserven wieder auftanken können und müssen. Hier sollten wir Bestätigung und Liebe erfahren. Leider endet bei vielen Familien das Glück nach ein paar Jahren. Was ist der Grund?

Oft, und das ist eines drängendsten Probleme, liegt es an mangelnder Kommunikation. Wer gestresst nach Hause kommt, möchte sicher nicht die Torturen des Arbeitstages und den Stau auf der Autobahn nochmal durchleben... Außerdem versteht der andere –ganz zu schweigen von den Kindern- doch gar nicht, wovon man redet… Also hat der oder die „Heimkehrerin" gar keine Lust über Probleme im Job oder sonst was zu reden… Man will einfach nur auf die Couch und abschalten… Und so geht das Tag für Tag, vielleicht macht man noch am Wochenende was zusammen oder fährt gemeinsam in den Urlaub… ansonsten ist oftmals kein weiteres Familienleben vorhanden

Aber muss das wirklich so sein? „Dem Sprechenden kann geholfen werden", so sagt eine einfache Weisheit.

Reden Sie über das, was Sie bewegt. Formulieren Sie Ihre Wünsche und Träume, aber auch Ihre Ängste. Es ist wichtig, dass Ihre Lieben wissen, was Sie bewegt. Nur so können Sie auf Unterstützung hoffen… Aber nicht nur die aktive Hilfe ist wichtig: Das Reden über Probleme, Sorgen, Ängste und all die schrecklichen Dinge, die in der Welt passieren befreit Sie zusätzlich. Es muss Ihnen nicht blöd vorkommen, andere einzubeziehen. Auch ist es kein Zeichen von Schwäche. Das Gegenteil ist der Fall: Wenn Sie andere mit einbeziehen, zeigen Sie Führungsstärke und schaffen vertrauen. Irren ist menschlich, aber wenn Sie Fehler nicht kommunizieren und in diesem Zusammenhang korrigieren ist es fatal für Ihr Selbstbewusstsein und für Ihre Beziehung zu anderen Menschen. Niemandem ist geholfen, wenn Sie sich in Ihrem stillen Kämmerlein grämen. Gehen Sie Probleme an und nehmen Sie dabei die Hilfe Ihrer Familie in Anspruch. Gegenseitige Unterstützung ist schließlich das Merkmal einer gesunden Gesellschaft.

Das beschränkt sich selbstverständlich nicht nur auf das Reden. Auch das Zuhören gehört dazu! Achten Sie auf Hinweise Ihrer Lieben, was diese stört.

Finden Sie gemeinsam eine Lösung und handeln Sie entsprechend gemeinsam. Gehen Sie ruhig in sich, nicht alle Beschwerden aus Ihrer Nähe sind berechtigt. Oft handelt es sich um die individuelle Einschätzung desjenigen, der sich beschwert. Nehmen Sie die Beschwerde ernst, aber prüfen Sie, ob das, was von Ihnen verlangt wird, tatsächlich umsetzbar ist… Natürlich würden Ihre Kinder gerne mehr Zeit mit Ihnen verbringen und Sie mit Ihren Kindern. Das heißt aber nicht, dass Sie sofort Ihren Job hinschmeißen würden. Nützlicher wäre es in diesem Zusammenhang Qualitätszeit zu reservieren. Machen Sie etwas mit Ihren Liebsten, das allen gefällt… Hierzu heißt es wieder: Reden Sie darüber….

Achten Sie aber bitte darauf, dass andere mitzunehmen nicht gleichbedeutend ist mit sich ausbremsen zu lassen. Teilen Sie mit anderen Ihre Sorgen und Ängste. Aber achten Sie unbedingt darauf, dass Sie sich Ihre Ziele nicht ausreden lassen, sondern dass Sie die erforderliche Unterstützung für deren Umsetzung erhalten.

Das wichtigste in Kürze

- Familie ist mehr als nur Gesellschaft: Sie ist die Rückzugsmöglichkeit in der wir unsere Reserven wieder auftanken können

- Kommunikation ist das A und O: Reden Sie über die Dinge, die Sie bewegen… Erst recht wenn sie belastend sind!

- Nutzen Sie die Gelegenheit, nicht nur Spaß sondern auch Probleme zu teilen: Geteiltes Leid ist halbes Leid!

- Reservieren Sie für Ihre Liebsten Qualitätszeit und genießen Sie diese Zeit mit gemeinsamen Tätigkeiten, die allen gefällt.

- Lassen Sie sich nicht ausbremsen sondern achten Sie darauf, dass Sie nur soweit Hilfe in Anspruch nehmen, als diese Sie bei der Erreichung Ihrer Ziele unterstützt.

Kapitel 24

Lernen, lernen, lernen - Erweitern Sie Ihren Horizont!

„Ein Wunder passiert nicht gegen die Natur, sondern gegen unser Wissen von der Natur."
Aurelius Augustinus (354-430)

Wissen ist Macht! Das haben Sie sicherlich auch schon das ein oder andere Mal gehört. Dabei gibt es aber meist ein entscheidendes Detail, das viele Menschen übersehen: Manchmal wissen wir gar nicht wirklich, sondern glauben lediglich, etwas zu wissen. Ganz gefährlich wird es, wenn wir meinen, über ein bestimmtes Thema alles zu wissen. Dann entsteht Ignoranz, man hört nicht mehr richtig zu und beraubt sich so der Chance, etwas Neues zu lernen. Egal um welches Thema es sich handelt, bleiben Sie daher stets aufgeschlossen und neugierig! Sie können gar nicht genug wissen! Nie! Lernen Sie immer etwas dazu, dann bleiben Sie geistig flexibel. So wichtig Konzentration auch ist, manchmal kommen wir nicht umhin, um die Ecke zu denken. Manche Probleme lassen sich nur auf kreative Art und Weise und nicht nach „Schema F" lösen.

Heutzutage haben wir es wirklich einfach, an Wissen zu gelangen. Wir haben jederzeit Zugang zu Büchern aller

Themengebiete. Darüber hinaus erleben wir durch das Internet einen Quantensprung in der Bereitstellung von Wissen! Nie war es so leicht wie in unserer heutigen Wissensgesellschaft an alle möglichen Informationen zu kommen. Nutzen Sie bitte diesen Umstand! Blicken Sie über Ihren Tellerrand und lesen Sie einfach mal ein Buch über ein Thema, das so überhaupt nichts mit Ihren üblichen Interessenfeldern zu tun hat[48]. Vielleicht entdecken Sie eine Leidenschaft in sich, die sonst nie in Ihrem Leben zu Tage getreten wäre.

Und noch ein weiterer Tipp: lassen Sie sich einfach mal überraschen! Das Leben ist so vielfältig und bunt, wir können einfach nicht alles wissen – schon gar nicht im Voraus! Seien Sie offen für Neues und lassen Sie andere Sichtweisen zu. Erkennen Sie, dass Ihre Sicht der Dinge nicht immer automatisch der Weisheit letzter Schluss ist. Wenn Sie offen sind und von anderen lernen, können Sie Ihr Potenzial noch steigern. Bei Problemen macht es durchaus Sinn, Vorschläge von anderen Personen, vielleicht sogar außenstehenden, einzuholen. Wie Sie handeln und welchen Lösungsweg Sie bestreiten, liegt letztlich an Ihnen. Sie geben also keine Macht ab oder zeigen Schwäche! Im Gegenteil: Wer Demut zeigt und andere nach dessen Meinung fragt schafft sich Freunde, weil

---

48 Ok, auch wenn ich kein Freund von Selbsteinschränkung bin, so muss ich doch zugeben, dass ich trotz Interesse für Atomphysik nicht allzu viel aus Büchern zu diesem Thema mitnehme. ABER: Etwas bleibt immer hängen und es ist ein sehr spannendes Thema, wenn man erstmal über die Potenziale eines einzelnen, winzigen Atoms nachdenkt. Und jetzt überlegen Sie mal, Sie bestehen aus zig Millionen davon...

dies letztlich auch ein Ausdruck von Respekt und Wertschätzung ist.

Nutzen Sie ruhig jede Gelegenheit etwas Neues kennenzulernen! So bleiben Sie nicht nur geistig fit, Sie werden auch kreativere Lösungen finden können. Besonders dann, wenn Sie aus Ihrem „angestammten" Wissensgebiet herausgehen und in neue Themen eintauchen, schaffen Sie sich die einzigartige Gelegenheit, über den Tellerrand zu schauen. Vielleicht liegt in einem einzigartigen Wissensgebiet ein Impuls für Ihre Arbeit... Beispiele gibt es dazu zur Genüge: Viele Erfindungen aus dem Bereich der Nanotechnologie sind an der Perfektion der Natur angelegt. Und auch so manch andere Erfindung geht auf die Verknüpfung verschiedener Entdeckungen zurück...

Eine weitere wesentliche Grundlage für das Lernen ist das Ausprobieren! Nicht umsonst heißt es: „Probieren geht über Studieren!" Und keine Angst, wenn etwas schief geht... Sie suchen nach einer Lösung, das schließt die Kombination „Versuch und Irrtum" ein. Nutzen Sie Fehler als das was sie wirklich sind: Nämlich Riesenchancen zu lernen! Auch geniale Erfinder wie Edison haben die Glühbirne nicht an einem Tag erfunden... Hier standen viele, viele Fehlversuche auf der Tagesordnung, bis er endlich die Lösung in Form der Glühbirne, wie wir sie heute kennen[49], gefunden hat.

---

49 Vorausgesetzt, Sie haben noch welche... Seit der Energiereform der EU ist ja der Verkauf von Glühbirnen, wie man sie kannte, verboten.

Das wichtigste in Kürze

- Bleiben Sie neugierig und aufgeschlossen: Es gibt immer etwas Neues zu lernen!

- Wagen Sie den Blick über den Tellerrand! Viele Lösungen finden sich, wenn man die ausgetretenen Pfade verlässt…

- Sie können Impulse aus anderen Themenbereichen nutzen, um auf Ihrem eigenen Themengebiet voranzukommen. Seien Sie also aufmerksam und nutzen Sie Erkenntnisse aus anderen Fachgebieten.

- Wenn Sie etwas neu machen, bleiben Sie dran! Übung macht den Meister, durch Wiederholung lernen Sie!

- Scheuen Sie Fehler nicht! Diese können Sie voranbringen… Denken Sie an die unzähligen Versuche, die Edison benötigte, um die Glühbirne zu erfinden…

Kapitel 25

Das Gleichgewicht halten – Bringen Sie Ihre Lebensbereiche in Einklang

„Die Erde ist nur deshalb rund, damit ihr Ungleichgewicht sie nicht zum Umkippen bringen kann."

unbekannt

Wer an das Gute glaubt, der weiß auch, dass es schlechtes gibt. Was gut oder schlecht ist, liegt im Auge des Betrachters. Beide Kräfte streben unmittelbar nach einem Gleichgewicht. Das lässt sich insbesondere in der Natur beobachten:

Gibt es genug Futter, wächst eine Population. Geht der Futterbestand zurück, sinkt die Zahl der Population.

Auch in der Wirtschaft lassen sich derartige Beobachtungen anstellen:

Läuft ein Produkt gut und findet viele Abnehmer, steigt die Zahl der Nachahmer, die das gleiche oder ein ähnliches Produkt anbieten. Sinkt die Nachfrage, nimmt auch die Zahl der Anbieter wieder ab.

Abgesehen von den dahinterstehenden Mechanismen, überlebt letztlich der Stärkere, also derjenige, der sich den Bedingungen anpassen kann. Nach Charles Darwin gibt es ein Gesetz, dass der Stärkere siegt. Aber es ist eben nicht das Recht des vermeintlich Stärkeren, sich über andere zu erheben. Vielmehr bedeutet, dass derjenige stark ist, der sich den gegebenen Umständen am besten anpassen kann. Die Evolution ist voll von solchen Erfolgsgeschichten... aber auch Fehlgriffen.

Die Dinosaurier beispielsweise hatten ihre besondere Stärke, um in der Welt, wie sie damals vorherrschte, am besten überleben zu können. Über Jahrmillionen haben Sie sich über die verschiedenen Erdzeitalter hin an ihre Umgebung angepasst... Und plötzlich taucht das Säugetier auf und löst die Herrschaft der Urzeitriesen ab. Ähnliche Geschichten finden wir auch in der Wirtschaft, wo zum Beispiel die Smartphones scheinbar über Nacht das „klassische" Handy verdrängt haben...

Aber in diesem Kapitel geht es nicht um die Anpassung: Es geht um das Gleichgewicht. Was hat das oben geschriebene also damit zu tun? Ganz einfach: Die Evolution spielt immer auf eine Spezialisierung ab. Etwas, was sich in der Vergangenheit als nützlich oder erfolgreich erwiesen hat, wird weitervererbt und perfektioniert. Dies hat aber unter Umständen zur Folge, dass die vermeintliche Stärke überbetont wird und andere Eigenschaften vollständig verdrängt. Leider zeigt sich diese Eigenschaft nur allzu oft im täglichen Leben: Da ist der supererfolgreiche Manager, der das Unternehmen, für das er arbeitet, von einer Spitzenleistung zur nächsten treibt. Gleichzeitig geht sein Familienleben aber vor die Hunde... Glauben Sie, dass es das wirklich wert ist?

Überlegen Sie also für sich, was Ihnen im Leben wirklich wichtig ist. Hierzu ist es unabdingbar, auch andere Bereiche Ihres Lebens einzubeziehen. Oft schaden Extreme mehr als Sie nutzen. Wenn Sie also ständig in Sorge um Ihren Arbeitsplatz, den Weltfrieden oder die Ungerechtigkeit in dieser Welt sind, lernen Sie, auch in andere Lebensbereiche zu schauen! Nicht alles ist schlecht, es findet sich immer etwas Gutes… Vorausgesetzt natürlich, Sie fixieren sich nicht nur auf einen Lebensbereich.

Ihr Leben besteht aus mehreren Bereichen, die Sie alle mal mehr und mal weniger in Anspruch nehmen. Versuchen Sie immer, einen gesunden Ausgleich herzustellen. Nur wenn es in einem Bereich gerade nicht so klappt, wie Sie sich das vorstellen, sind Sie kein Versager. Wenn es beispielsweise um Ihre Finanzen nicht gut bestellt ist, heißt das nicht, dass Sie kein guter Familienvater, keine gute Freundin oder was auch immer sein können! Selbst wenn Sie einen guten Grund haben, bekümmert zu sein: Hüten Sie sich davor, nur auf das zu starren, was Sie bedrückt. Sie könnten Gefahr laufen, gute Chancen zu übersehen, selbst wenn diese in greifbarer Nähe sind. Oftmals hilft Ihnen ein gewisser Abstand auch dabei, eine Lösung für das eigentliche Problem zu finden, selbst wenn Sie sich nicht rund um die Uhr damit beschäftigen.

Und noch ein weiterer wesentlicher Aspekt: Bleiben Sie authentisch, in Ihrem Handeln und versuchen Sie, alle Lebensbereiche aufeinander abzustimmen! Sie können nicht erwarten, ohne immense Kraftanstrengungen, einen Lebensbereich durch Mängel in einem anderen Lebensbereich zu kompensieren. Genauso wenig wird es Ihnen dauerhaft gelingen, durch Vernachlässigung eines Lebensbereiches in einem anderen Lebensbereich stetige Erfolge zu erzielen.

Was das bedeutet? Das ist relativ leicht: Stellen Sie sich bitte vor, jemand vernachlässigt ständig seine Familie indem er im Beruf permanent Überstunden kloppt. Die Folge dürfte eine nicht wirklich begeisterte Familie sein. Vielleicht könnte diese Person mit dem Geld, das sie verdient einen Teil der Unzufriedenheit teilweise oder für eine bestimmte Zeit kompensieren. Aber spätestens wenn man merkt, dass die Kinder dabei sind, auszuziehen fragt man sich doch vielleicht, ob das der richtige Weg war…

Planen Sie Ihre Lebensbereiche, nennen Sie diese beim Namen. Je nachdem, was Ihnen wichtig ist, ergibt sich die Anzahl und Reihenfolge Ihrer individuellen Lebensbereiche sein. Die wesentlichen Bereiche im Leben eines jeden Menschen sind sicherlich die folgenden Bereiche:

- Familie
- Gesundheit
- Finanzen
- Beruf
- Spiritualität

Je nachdem, wie Ihre Lebenssituation ist oder sein soll, lassen sich diese natürlich noch individueller gestalten. Der wichtigste Hinweis an dieser Stelle: Die Reihenfolge ist oder sollte selten starr sein! Wer zum Beispiel an einer schweren Krankheit leidet wird sich vielleicht weniger um seine Finanzen als um seine Gesundheit kümmern. Wichtig ist, dass Sie sich um alle Lebensbereiche kümmern, bevor diese akut werden. Also nehmen Sie sich bitte die Zeit und überlegen Sie, welchen Lebensbereichen Sie wieviel Aufmerksamkeit widmen wollen. Ach ja: Der Tag hat nur 24 Stunden, also dürfte Ihnen nicht immer viel Zeit zur Verfügung stehen, sich bewusst um das ein oder andere zu kümmern…

Das wichtigste in Kürze

- Konzentrieren Sie sich, wenn möglich, nicht nur auf einen Lebensbereich, sondern beziehen Sie möglichst alle Bereiche Ihres Lebens in Ihren Alltag ein.

- Planen Sie für ALLE Ihre Lebensbereiche entsprechende Zeit ein, BEVOR ein Thema akut wird!

- Für Ihre Lebensbereiche gibt es in der Regel keine strenge Reihenfolge. Orientieren Sie sich einfach an Ihren Werten.

- Versuchen Sie, keinen Lebensbereich über zu betonen um einen Bereich, in dem es nicht so gut läuft, zu kompensieren!

- Starren Sie nicht auf Probleme in einem Lebensbereich. Sie verpassen unter Umständen wertvolle Gelegenheiten, um das Problem zu lösen.

Kapitel 26

Genießen Sie Ihre Erfolge – Schalten Sie auch mal ab!

„Der Sinn des Lebens besteht nicht darin ein erfolgreicher Mensch zu sein, sondern ein wertvoller."
Albert Einstein (1879-1955)

Ein gut gemeinter Rat zum Schluss: Lehnen Sie sich von Zeit zu Zeit einfach zurück und blicken Sie auf die Erfolge, die Sie realisiert haben. Viele Menschen halten sich zwar an die Regeln des Erfolges, leider genießen sie das Erreichte nicht ausreichend. Statt einfach mal die Rückschau zu nutzen, um die gemachten Erfahrungen auszuwerten, hechten sie von einem Ziel zum nächsten. Das ist schade, denn somit wird das Erreichte nicht entsprechend gewürdigt. Darüber hinaus werden diese armen Menschen nie das Gefühl haben können, etwas Tolles erreicht zu haben. Irgendetwas fehlt schließlich immer.

Ein weiterer wesentlicher Aspekt, der dadurch verloren geht, ist der Umstand, dass die mit der Zielerreichung gemachten Erfahrungen auch auf die anderen Ziele angewandt werden können. Klar, weil je mehr Ziele man erreicht, desto „besser" wird man in dem, was man tut[50].

Nutzen Sie also Ihre Zielerreichung sinnvoll für kleine Auszeiten. Gönnen Sie sich und Ihren Lieben dann eine Belohnung und gehen Sie in sich. Während dieser Zeit der Ruhe haben Sie die Möglichkeit, nach weiteren sinnvollen Zielen Ausschau zu halten und diese zu planen. Blicken Sie auf das Erreichte und freuen Sie sich über Ihren Erfolg!

Möglicherweise ist das Leben ein Spiel, wenn Sie das so sehen, sollten Sie es auch mit der entsprechenden Leichtigkeit angehen. Lassen Sie sich nicht hetzen! Setzen Sie sich nicht selber unter Druck!! Eine spielerische Lebensweise ist nicht gleichbedeutend mit einem ständigen Wettlauf gegen die Zeit oder ein Rennspiel à la „Fang-das-Ziel".

Wer nur ständig dem neuen hinterherjagt, hat keine Zeit, das gegenwärtige wirklich zu genießen und sich daran zu erfreuen.

Die Empfehlung in diesem Kapitel unterscheidet sich von dem vorhergegangenen Kapitel zum Thema „Zeitinseln" durch einen entscheidenden Punkt:

---

[50] Wir als Persönlichkeiten werden jeden Tag besser und besser, weil wir immer mehr lernen! Das heißt allerdings nicht, dass wir etwas Besseres sind im Vergleich zu anderen Menschen!

Im Vordergrund steht nicht grundsätzlich, dass Sie sich sammeln und Kraft tanken, sondern dass Sie auf das erreichte zurückblicken und sich auf die Schulter klopfen! Ja, im Ernst! Nehmen Sie das, was Sie erreicht haben ernst, erkennen Sie Ihre Leistung an und genießen Sie den Erfolg. Gönnen Sie sich ruhig auch eine Belohnung und zelebrieren Sie… Machen Sie sich und Ihrer Umwelt klar: Jawoll, hier ist jemand, der es geschafft hat!

Aber auch in diesem Zusammenhang gilt: Nehmen Sie sich erst einmal Zeit für sich selbst… Machen Sie sich Ihren Erfolg bewusst. Denken Sie an die vielen Mühen und Umstände, die Sie auf sich genommen haben, um dahin zu gelangen, wo Sie jetzt stehen! Freuen Sie sich, dass Sie das erreicht haben, was Sie sich vorgenommen haben… Danach feiern Sie ruhig mit anderen… Mit Ihrer Familie, Ihren Freunden und allen, die sich mit Ihnen freuen können.

Das wichtigste in Kürze

- Genießen Sie Ihren Erfolg und feiern Sie diesen ausgiebig!

- Machen Sie sich bewusst, welche Widrigkeiten Sie auf Ihrem Weg gegenübertreten mussten und freuen Sie sich darüber, dass Sie alle Hindernisse überwunden haben.

- Feiern Sie mit anderen und zelebrieren Sie Ihren Erfolg!

Nachwort

Liebe Leserin, lieber Leser,

Sie sind nun am Ende dieses Buches angelangt. Ich hoffe, Sie haben aus den vorherigen Zeilen etwas für sich und Ihre Entwicklung mitnehmen können.

Wenn Sie sich auf den Erfolgsweg machen, begeben Sie sich auf eine schwierige und -unter Umständen- lange Reise. Eine Reise jedoch, die es sich lohnt, anzutreten. Viele neue Menschen werden wahrscheinlich bei der Umsetzung Ihrer Ziele und Pläne in Ihr Leben treten. Auch werden Sie „Alte Bekannte" vielleicht aus einem neuen Blickwinkel neu kennenlernen können.

Einer der wesentlichsten Punkte ist allerdings, dass Sie viel über sich selber lernen werden. Sie werden nicht nur Ihre Grenzen kennenlernen, sondern Sie werden lernen, wie Sie diese auf Ihrer Reise überwinden und ausweiten können.

Aller Anfang ist schwer. Wenn wir jedoch nie den ersten Schritt tun, werden wir nie an unsere Ziele gelangen. Also wagen Sie Ihre ersten Schritte in Richtung Erfolg und Glück! Sie haben es verdient glücklich und erfolgreich zu sein. Insoweit vermeiden Sie es, sich selbst oder anderen die Schuld für Misserfolge zu geben. Wir alle haben es selber in der Hand unser Glück zu schmieden. Das Gefühl von Schuld ist immer ein Hemmschuh… Lassen Sie nicht zu, dass übertriebenes Schuldbewusstsein anderen gegenüber Sie an der Erreichung Ihrer Ziele behindert.

Im Endeffekt haben Sie nur eine Schuld, die Sie zu erbringen haben:

Sie sind hier, um Ihr Leben zu leben und die Welt zu einem glücklicheren Ort zu machen. Insoweit stehen Sie einzig und allein sich selbst gegenüber und gegenüber dem Leben selbst in der Verantwortung.

Machen Sie etwas aus Ihrem Leben und erweisen Sie damit der ganzen Weltgemeinschaft einen Dienst! Jedes Leben ist es wert gelebt zu werden. Nur Sie können entscheiden, was für Sie das Beste ist. Wenn Sie das Leben leben, das Sie sich wünschen, erfüllen Sie Ihren Lebenszweck.

Ich wünsche Ihnen für Ihren Weg zum Erfolg und Glück alles erdenklich Gute und hoffe, dass Sie ein Leben voller Erfüllung finden mögen! Wenn ich Ihnen mit diesem Buch ein Stück weit dabei helfen konnte, würde mich dies besonders freuen. Vielleicht lerne ich Sie eines Tages persönlich kennen, so dass ich Ihre eigene Erfolgsgeschichte hören kann…

Herzliche Grüße

Ihr Sven Pietas

Übungsteil

ÜBUNG 1

Nehmen Sie ein Blatt Papier und teilen Sie dieses mit einer Linie in der Mitte. Schreiben links all Ihre positiven Eigenschaften auf, die Ihnen spontan einfallen... Auf der rechten Seite listen Sie bitte Ihre vermeintlich negativen Eigenschaften auf.

Überlegen Sie, welche der von Ihnen als vermeintlich schlecht eingestuften Eigenschaften für Ihre Mitmenschen –auf welche Art und Weise auch immer- schädlich sein könnten. Wenn Ihnen nichts einfällt, was an der gewählten Eigenschaft auch nur ansatzweise schädlich sein könnte, streichen Sie diese Punkte!!!

Sammeln Sie in den nächsten zwei Wochen alle positiven und negativen Eigenschaften, die man Ihnen andichtet und notieren Sie diese in Ihrer Liste. Alle negativen Eigenschaften überprüfen Sie wie oben dargestellt, die positiven Eigenschaften nehmen Sie einfach als gegeben hin: „Kritik" kommt uns allen –auch Ihren Mitmenschen- wesentlich einfacher über die Lippen als ein Lob! Wenn also etwas von Ihnen durch andere positiv hervorgehoben wird, muss auch was dran sein!

ÜBUNG 2

Nehmen Sie Ihre Liste aus Übung 1 zur Hand und schauen Sie sich (nur) die linke Spalte an... Wählen Sie dort drei Eigenschaften aus, die Sie als besonders positiv betrachten und nummerieren Sie diese der Reihenfolge nach durch. Dabei steht „1." als Ihre Nummer Eins, etc.

Nur keine Scheu, Sie werden garantiert drei Eigenschaften besitzen, die Sie besonders liebenswert machen! Wenn Sie weniger als drei positive Eigenschaften aufgelistet haben sollten, bilden Sie eine entsprechende Reihenfolge von „1." bis „2."...

Sammeln Sie nun für jede der von Ihnen ausgewählten positiven Eigenschaft bitte <u>wenigstens</u> drei Personen –das können Personen des öffentlichen Lebens, Ihr Nachbar oder wer auch immer sein-, die Ihnen spontan in den Sinn kommen und von denen Sie meinen, dass „Ihre" Eigenschaft auch dieser Person „anhaftet"...

Unterhalten Sie sich mit diesen Menschen und fragen Sie oder – vor allem bei Persönlichkeiten des öffentlichen Lebens- sehen Sie sich Interviews an und lesen Sie nach, welche Berufe diese Personen früher ausgeübt oder gelernt haben, was sie im Leben unternommen und was sie erreicht haben.

Was Entdecken Sie parallelen zu sich selbst und Ihren Wünschen? Was bewundern Sie an diesen Personen am Meisten?

ÜBUNG 3

Nehmen Sie bitte wieder Ihre Liste mit den positiven Eigenschaften hervor…

Überlegen Sie nun, was Sie im Leben schon tolles erreicht haben. Nehmen Sie einen dieser Erfolge und lassen Sie ihn Revue passieren.

Denken oder sagen Sie sich nun, dass Sie diesen Erfolg aufgrund Ihrer notierten Eigenschaften erreichen konnten. Welche Ihrer Eigenschaften waren Ihnen hierbei besonders nützliche Dienste erwiesen?

Schauen Sie sich Eigenschaft für Eigenschaft an… Alles was Sie notiert haben spiegelt Sie wieder… Sie sind das „Bündel" an positiven Eigenschaften, das z.B. die Schnittmenge von Feuerwehrmann, Unfallarzt und Archäologen ausmacht!!!

Schreiben Sie nun auf, was Sie gut können, was aber einer der von Ihnen aufgeführten Berufsangehörigen klassischerweise nicht oder nicht gut kann… z.B. kann ein Chirurg hervorragend operieren; aber kann er auch gut zeichnen…? Seien Sie ruhig kreativ, aber schweifen Sie nicht zu weit ab! Es reicht, wenn Sie als Architekt z.B. besser als ein Polizist zeichnen können, oder wenn Sie als Finanzbeamter besser rechnen können als ein Pastor…

Schreiben Sie die positiven Dinge, die Sie wahrscheinlich besser als andere Menschen beherrschen, auf einen separaten Zettel. Hierbei ist es ist nicht der Zweck der Übung, sich mit anderen zu vergleichen und etwas meisterhaft zu können! Sie sollen nur feststellen, dass es Dinge gibt, Die Sie beherrschen und dass es Eigenschaften gibt, die Sie besitzen, mit denen andere nicht aufwarten können!!

ÜBUNG 4

Spätestens nach Übung Nummer drei WISSEN Sie, dass es Sachen gibt, die Sie besser beherrschen als andere… Allerdings wird Ihnen dieser Umstand auch bereits vorher bewusst gewesen sein. In der nächsten Übung geht es daher schlicht und ergreifend darum, einzigartig zu sein… Sie WISSEN bereits, dass Sie einzigartig SIND. Deshalb soll Ihnen die folgende Übung dabei helfen, eine einzigartige LEISTUNG zu vollbringen… Etwas, was Ihnen keiner so leicht nachmacht…

Nehmen Sie den Zettel aus Übung drei zur Hand. Welche der hier aufgeführten Eigenschaften sind ausbaufähig? Über welche der aufgeführten Einzel-Eigenschaften oder über welches Eigenschaftenbündel könnten Sie sich als „Marke" definieren?

Schreiben Sie –unter Berücksichtigung der von Ihnen in Übung drei notierten Eigenschaften- eine Werbeannonce, in der Sie sich anpreisen! Wer sind Sie, was haben Sie zu bieten und vor allem: WAS VERLANGEN SIE FÜR IHRE DIENSTE???

Seien Sie kreativ und ganz wichtig: Seien Sie nicht zu bescheiden bei Ihren „Forderungen"!!!

ÜBUNG 5

Nehmen Sie bitte erneut Ihren Zettel mit den positiven Eigenschaften aus Übung 3 sowie Ihre Werbeannonce aus Übung 4 zur Hand.

Überlegen Sie nun bitte einige Augenblicke oder so lange, wie Sie brauchen -unter Berücksichtigung dieser beiden Notizen- ob der Beruf oder die Tätigkeit, die Sie derzeit ausüben, Ihren Fähigkeiten und Neigungen entspricht.

Schreiben Sie bitte nun auf einen separaten Zettel eine Stellenanzeige, die genau auf SIE und nur auf SIE und IHR Profil passen würde. Würde Ihnen als Arbeitgeber das Profil, so wie es schwarz auf weiß steht, ausreichen? Welche Tätigkeit –egal ob im Angestelltenverhältnis oder als selbständige Tätigkeit- würde hier ausgeschrieben?

Würden all Ihr Können und Ihre Leidenschaft erfasst? Spricht die beschriebene Tätigkeit Ihre Sinne an? Dann haben Sie es geschafft: Sie haben Ihren Traumjob bzw. eine Sie ausfüllende Tätigkeit gefunden! Überlegen Sie, wie Sie diese umsetzen können.

Überlegen Sie nun, welche Tätigkeiten zwangsläufig in Ausübung dieser Tätigkeit ebenfalls anfallen würden, die Ihnen aber nicht so gut oder gar nicht gefallen. Können diese Tätigkeiten delegiert werden? Oder machen diese Tätigkeiten nur einen Bruchteil aus, mit dem man sich arrangieren könnte?

Listen Sie diese Tätigkeiten stichwortartig unter Ihre „Stellenanzeige".

Seien Sie kritisch dabei und überlegen Sie für sich:

Ist die Tätigkeit, für die Sie sich bewerben wollen oder die Sie ausüben wirklich Ihrer Wesensart entspricht. Können Sie der sein, der Sie sein wollen oder bringt Sie diese Tätigkeit zumindest in die Richtung, der Mensch zu sein, der Sie sein wollen. Würden Sie wirklich Ihrem Herzen folgen und was wären die Konsequenzen, wenn Sie diese Tätigkeit nicht ausüben würden? Würde es Sie persönlich bereuen oder würden Sie nur jemand anderen „enttäuschen"?

ÜBUNG 6

Betrachten Sie Ihre Annonce aus Übung 5. Überlegen Sie, welche Risiken Sie eingehen müssten, um an die von Ihnen kreierte Traumstelle zu gelangen und welche Chancen sich ergeben würden.

Wägen Sie ab und überlegen Sie, welche Vorteile Ihnen aus einer solchen Tätigkeit erwachsen würden. Schreiben Sie alles nieder.

Überlegen Sie sich alternative Herangehensweisen. Überlegen Sie dabei bitte auch, inwieweit die beschriebene Tätigkeit zur Problemlösung der Gesellschaft beitragen kann. Planen Sie, wie Sie den von Ihnen favorisierten Tätigkeitsbereich auf aktuelle Probleme ausrichten können. Notieren Sie, welche zusätzlichen Tätigkeiten, die Ihnen liegen und die Ihnen Freude machen, bei der Problemlösung einbinden können.

ÜBUNG 7

Stellen Sie sich in regelmäßigen Abständen die folgenden Fragen und überlegen Sie, ob sich die Antworten noch mit denen vom letzten Mal decken:

- Tue ich, das mir wirklich wichtig ist und damit das für mich Richtige?

Wenn die Antwort „Nein" lautet:

- Warum tue ich das dann?
- Kann ich das ändern?

- Welche Eigenschaften schätze ich an anderen?
    - Besitze ich auch diese Eigenschaften?
    - Warum schätze ich diese Eigenschaften?
    - Kann ich von den betreffenden Personen lernen?
    - Welches sind meine besonderen Eigenschaften, die mich einzigartig machen?

- Wer oder was will ich sein?

  - Bringe ich die erforderlichen Qualifikationen mit?

Wenn die Antwort „Nein" lautet:

  - Was muss ich tun, um dieses Ziel zu erreichen?

Über den Autor

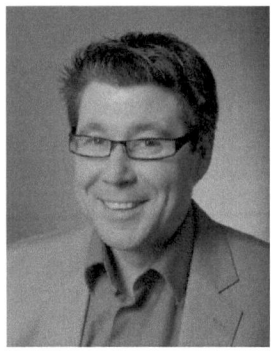

Ich, Sven Pietas, Jahrgang 1979, begann meine Karriere als Beamter im gehobenen Verwaltungsdienst einer größeren Ruhrgebietsstadt. Nach einem nebenberuflichen Studium der Betriebswirtschaftslehre schloss ich ein Masterstudium im Bereich „Public Management" an und wechselte im Anschluss in die Landesverwaltung des Landes Nordrhein-Westfalen.

Neben dem Beruf bin ich in meiner Heimatstadt Herne, wo ich mit meiner Familie lebe, kommunalpolitisch aktiv und als Autor tätig.

Danksagungen

Ich bedanke mich bei allen Menschen, die mich auf meinem bisherigen Lebensweg begleitet haben. Jeder Mensch, dem ich begegnet bin auf dieser spannenden Reise war oder ist ein wichtiger Bestandteil meines Lebens und hat mich bewusst oder unbewusst geprägt.

Besonders danke ich meiner lieben Frau Sarah, dass Sie mich in allem, was ich tue unterstützt und mir die nötige Kraft gibt. Danke, dass Du mein Ruhepol bist, wenn ich im Dreieck ticken könnte... Ich danke meiner kleinen Charlotte, die mich durch Ihr Kindsein inspiriert, Blödsinn zu machen und ihr Spielzeug mit mir teilt.

Ich danke meiner Mutter, die uns Kindern viel Liebe zukommen ließ und lässt und mehr oder weniger alleine nach dem frühen Tode unseres Vaters durchgebracht hat... Und dahingehend eine sehr gute Arbeit geleistet hat... Hut ab!!!

Ich danke meinen lieben Schwiegereltern, Elke und Peter sowie Oma Lotti und Oma Helga für alles! Ihr gebt so viel und ich bin froh und dankbar, dass Ihr mich so liebevoll in den Familienkreis aufgenommen habt!

Danke an Rabea, Andreas und meine Lieblingsneffen Leon und Luca, dass Ihr immer für mich da seid und dafür, dass wir zusammen so herzhaft lachen können!

Vielen Dank meinen Freunden, vor allem Andree, Annette, Tobias, Basti, Tim, Christoph, Sandra und Steffie. Eure Gesellschaft ist immer wieder beflügelnd!

Herzlichen Dank auch an Maria und Sven, die mich politisch sehr geprägt haben und an mich glauben! Wir teilen gemeinsame Werte und durch Euch ist mir erst richtig bewusst geworden, dass Politik kein Selbstzweck ist, sondern auch im Kleinen großes bewirken kann!

Tja und last but not least, danke ich unserem Schöpfer für die vielen schönen Dinge auf dieser Welt! Ich bin fest überzeugt, dass Du mich immer geführt hast und auch künftig führen wirst, so dass ich bei näherer Betrachtung keine Schäden erlitten habe oder erleiden werde!

Allen sage ich DANKE dafür, dass ich auf Euch vertrauen darf!!!

Empfehlenswerte Literatur

Birkenbihl, Vera u.a.: Meilensteine zum Erfolg

Fischer, Mike: Erfolg hat, wer Regeln bricht

Izzo, John: Die fünf Geheimnisse, die Sie entdecken sollten, bevor Sie sterben

Kolbusa, Matthias: Gegen den Schwarm. Aus eigener Kraft erfolgreich werden

Kugler, Ewald: Wecke, was in Dir steckt! Chili-Impulse zur Persönlichkeits-entwicklung

Nettle, David: Persönlichkeit: Warum du bist, wie du bist

Schäfer, Bodo: Der Weg zur finanziellen Freiheit: Die erste Million in 7 Jahren

Schäfer, Bodo: Die Gesetze der Gewinner